Bettina Koch

Rückenschmerzlinderung durch ein spezielles EMS Rückentraining

Studie inklusive Anleitung und Übungskatalog

Diplomica Verlag GmbH

Koch, Bettina: Rückenschmerzlinderung durch ein spezielles EMS Rückentraining: Studie inklusive Anleitung und Übungskatalog. Hamburg, Diplomica Verlag GmbH 2015

Buch-ISBN: 978-3-95934-778-5
PDF-eBook-ISBN: 978-3-95934-278-0
Druck/Herstellung: Diplomica® Verlag GmbH, Hamburg, 2015

Bibliografische Information der Deutschen Nationalbibliothek:
Die Deutsche Nationalbibliothek verzeichnet diese Publikation in der Deutschen Nationalbibliografie; detaillierte bibliografische Daten sind im Internet über http://dnb.d-nb.de abrufbar.

Das Werk einschließlich aller seiner Teile ist urheberrechtlich geschützt. Jede Verwertung außerhalb der Grenzen des Urheberrechtsgesetzes ist ohne Zustimmung des Verlages unzulässig und strafbar. Dies gilt insbesondere für Vervielfältigungen, Übersetzungen, Mikroverfilmungen und die Einspeicherung und Bearbeitung in elektronischen Systemen.

Die Wiedergabe von Gebrauchsnamen, Handelsnamen, Warenbezeichnungen usw. in diesem Werk berechtigt auch ohne besondere Kennzeichnung nicht zu der Annahme, dass solche Namen im Sinne der Warenzeichen- und Markenschutz-Gesetzgebung als frei zu betrachten wären und daher von jedermann benutzt werden dürften.

Die Informationen in diesem Werk wurden mit Sorgfalt erarbeitet. Dennoch können Fehler nicht vollständig ausgeschlossen werden und die Diplomica Verlag GmbH, die Autoren oder Übersetzer übernehmen keine juristische Verantwortung oder irgendeine Haftung für evtl. verbliebene fehlerhafte Angaben und deren Folgen.

Alle Rechte vorbehalten

© Diplomica Verlag GmbH
Hermannstal 119k, 22119 Hamburg
http://www.diplomica-verlag.de, Hamburg 2015
Printed in Germany

Inhaltsverzeichnis

1 EINLEITUNG UND PROBLEMSTELLUNG 5

2 ZIELSETZUNG 8

3 GEGENWÄRTIGER KENNTNISSTAND 9

3.1 Rückengesundheit 9
- 3.1.1 Definition Rückengesundheit 10
- 3.1.2 Arten Rückenschmerzen 10
- 3.1.3 Entstehung bzw. Risikofaktoren Rückenschmerzen 11
- 3.1.4 Krankheitsbilder 13

3.2 Rückengesundheit in der heutigen Arbeitswelt 17
- 3.2.1 Arbeitsunfähigkeitstage (AU-Tage) 17
- 3.2.2 Kosten der Krankenkassen aufgrund von Arbeitsunfähigkeitstagen 18
- 3.2.3 Muskuloskelettale Rückenbeschwerden bei Beschäftigten mit sitzender Tätigkeit 19

3.3 Präventionsansätze für Rückenschmerzen 20
- 3.3.1 Rückenschonende Verhaltensweisen 20
- 3.3.2 Kräftigung und Beweglichkeit der Muskulatur 21
- 3.3.3 Allgemeine Fitness und Gesundheit 22
- 3.3.4 Entspannung und Dehnung der Muskulatur 23
- 3.3.5 Stressbewältigung und Stressabbau 23

3.4 EMS-Training 24
- 3.4.1 Erläuterung EMS-Training 25
- 3.4.2 Funktions- und Wirkungsweise 25
- 3.4.3 Effekte auf den menschlichen Organismus 26
- 3.4.4 Effizienter trainieren mit EMS 29

4 METHODIK 31

4.1 Einschlusskriterien 31

4.2 Ausschlusskriterien 32

4.3 Messverfahren 32

4.4	Durchführung	33
4.4.1	Trainingsdaten	33
4.4.2	Training Gruppe R (EMS-Rücken-Gruppe)	34
4.4.3	Training Gruppe N (normale EMS-Gruppe)	34
4.4.4	Programmeinstellungen	35
4.4.5	Ende Durchführung	35
4.5	**Probandenanalyse**	**36**
4.5.1	Geschlechtsverteilung und Alter	36
4.5.2	Anamnese	36
4.5.3	Arbeit und deren Auswirkung	37
4.5.4	Vorbeschwerden Rücken	37
5	**ERGEBNISSE**	**39**
5.1	**Subjektive Beschwerden aufgrund von Rückenschmerzen**	**39**
5.2	**Befindlichkeitstest nach Zerssen**	**41**
5.3	**Kraftausdauerdiagnostik nach Spring**	**42**
5.4	**Beweglichkeitsdiagnostik nach Janda**	**44**
5.5	**Anthropometrische Daten**	**45**
6	**DISKUSSION**	**47**
6.1	**Effekte des EMS-Trainings auf die Rückengesundheit**	**47**
6.1.1	Effekte auf die subjektiven Rückenbeschwerden	47
6.1.2	Veränderung im Befindlichkeitstest nach Zerssen	49
6.1.3	Effekte auf die Kraftausdauerfähigkeit nach Spring	49
6.1.4	Effekte auf die Beweglichkeitsfähigkeit nach Janda	51
6.1.5	Veränderung der anthropometrische Daten	52
6.1.6	Bewertung und Zusammenhang aller Effekte	53
6.2	**Vergleich mit der Studie von Boeckh-Behrens (2002)**	**53**
6.3	**Methodenkritik**	**54**
7	**ZUSAMMENFASSUNG**	**56**

8 LITERATURVERZEICHNIS ... 58

9 ABBILDUNGS-, TABELLEN-, ABKÜRZUNGSVERZEICHNIS ... 67

9.1 Abbildungsverzeichnis ... 67

9.2 Tabellenverzeichnis ... 67

9.3 Abkürzungsverzeichnis ... 68

ANHANGVERZEICHNIS ... 69

1 Einleitung und Problemstellung

Wer kennt nicht das Problem, morgens unbeschwert aufzustehen und als erstes von Schmerzen im Rückenbereich begrüßt zu werden? Erst wenn ein bisschen Schwung in den Tag kommt, lassen die Schmerzen allmählich nach. Ein weiteres bekanntes Phänomen ist, nach einem anstrengenden Arbeitstag in seinen verdienten Feierabend zu gehen und im Nackenbereich vollkommen verspannt zu sein.

Aus diesen unliebsamen, oft nicht beachteten Vorstufen der Rückenbeschwerden werden eines Tages Krankheiten, die dauerhaft alltägliche Situationen belasten und somit die Lebensqualität negativ beeinflussen.

Leider nimmt die Anzahl der Betroffenen immer weiter zu, sodass Rückenbeschwerden ein Teil unseres heutigen Lebens sind und als „Volkskrankheit Nummer eins" bezeichnet werden. So leiden nach einer Umfrage aus dem Jahre 2008 69% der Bevölkerung an gelegentlichen Rückenschmerzen. Der enorme Anstieg des Problems wird ersichtlich, wenn man sich die Zahlen von 1998, 10 Jahre vor dieser Umfrage, anschaut. Damals waren es nur 53% der Bevölkerung, die gelegentliche Rückenschmerzen hatten. (BKK Bundesverband, 2008)

Nach einer Selbsteinschätzung führen 29% der Bevölkerung die Entstehung ihrer Rückenschmerzen auf die berufsbedingte Arbeitsweise zurück (BKK Bundesverband, 2008).

Durch dieses ansteigende Problem entstehen auch mehr Arbeitsunfähigkeitstage (Au-Tage) der Beschäftigten. So stehen Rückenschmerzen im Jahr 2010 unter den AOK-Pflichtmitgliedern auf Platz eins der Rangliste der zehn Erkrankungen mit den längsten Arbeitsunfähigkeitszeiten (AU-Zeiten) (ohne Rentner). Angegeben werden 14,5 Millionen AU-Tage, das entspricht einem Anteil von 7,0% (AOK, 2010). Auch bei anderen Krankenkassen, wie z.B. bei der Barmer GEK im Jahr 2009 mit einem Anteil von 6,5% aller AU-Tage (Barmer GEK, 2010) und der Deutschen Angestellten Krankenkasse mit Anteil von 7,1% aller AU-Tage (IGES, Institut für Gesundheits- und Sozialforschung, 2010), liegen Rückenschmerzen ebenfalls auf den obersten Rängen.

Forscher des Instituts für Gesundheitsökonomie und Management im Gesundheitswesen des Helmholtz Zentrums München und Wissenschaftler des Instituts für Community Medicine der Ernst-Moritz-Arndt-Universität in Greifswald ermittelten 2008 für Deutschland insgesamt die Kosten der von Rückenschmerzen verursachten AU-Tage sowie die notwendigen Therapiekosten. Sie betrugen 48,9 Milliarden Euro! (Haury, 2008)

Die Tendenz der Zahlen der Erkrankten, der AU-Tage und deren Kosten ist zunehmend steigend, sodass immer mehr Präventivmaßnahmen ergriffen werden müssen, um dieser zukünftigen Entwicklung entgegen zu wirken. Deshalb entwickelten das Betriebliche Gesundheitsmanagement (BGM) und die Betriebliche Gesundheitsförderung (BGF) zunehmend Präventivprogramme in Unternehmen, um die Gesundheit ihrer Mitarbeiter zu bewahren. Dabei werden Gesundheitsprogramme erarbeitet, die Sportkursangebote, Sonderkonditionen bei ansässigen Fitnessstudios oder Aktivwochen beinhalten.

Auch hat heute die Bevölkerung allgemein das Bedürfnis, durch Sport wieder gesünder und fitter zu leben, sodass der Markt für Fitness und Gesundheit eine große Nachfrage erlebt und deshalb immer wieder neue attraktivere und effektivere Programme oder Hilfsmittel entwickelt bzw. verkauft.

Seit Ende der 90er Jahre werden so Geräte, die eine elektrographische Muskelstimulation (EMS) oder Muskelaktivierung (EMA) hervorrufen, angeboten. Seit 2007 ist das so benannte EMS- oder EMA-Training populär in der Fitnessbranche Deutschlands aber auch in den Physiotherapien immer öfters zu sehen. Das aus dem medizinisch bewährten transkutanen-elektrischen Nervenstimulator (TENS) weiterentwickelte Muskelaufbautraining verspricht dem Verbraucher, in kürzester Zeit effektiv Muskulatur aufzubauen, um damit die Fettmasse zu reduzieren, Dysbalancen auszugleichen und muskuloskelettale Schmerzen zu lindern. Des Weiteren wird damit geworben, dass durch das Ganzkörper-Training mit EMS die Rückenbeschwerden gelindert werden können. Dies ist in der Studie von Boeckh-Behrens 2002 erfolgreich bewiesen worden (Boeckh-Behrens, Grützmacher, & Sebelefsky, 2002).

Damit stellen sich für diese Arbeit folgende Fragen:
- Durch welche Einflussfaktoren kann die Rückengesundheit positiv beeinflusst werden?
- Hat ein neunwöchiges spezielles Rückentraining, das in ein Ganzkörper-Training mit EMS eingebunden ist, einen noch besseren Effekt auf die Rückengesundheit von Beschäftigten mit sitzender Tätigkeit als ein normales Ganzkörper- EMS-Training?

2　Zielsetzung

Ziel dieser Arbeit ist es, eine Studie über die Effekte eines neunwöchigen Ganzkörper EMS-Trainings von Beschäftigten mit vorwiegend sitzender Tätigkeit und Vorbeschwerden im Rückenbereich in Bezug auf die Rückengesundheit zu absolvieren. Dabei sollen vor allem die Effekte eines selbstangefertigten speziellen EMS-Rückentrainings mit denen des normalen EMS-Trainings verglichen und analysiert werden.

Dabei sollen folgende Analyseverfahren in einem Vor- und Retest erfolgen.

Die Probanden sollen mit Hilfe einer Fragebogen-Analyse zu den subjektiven Rückenbeschwerden und der Befindlichkeit nach Zerssen analysiert werden. Des Weiteren sollen anhand der Kraftausdauerdiagnostik nach Spring (Spring, Dvorák, Dvorák, Tritscher, & Villiger, 1997) mit einem Metronom die Kraftausdauerfähigkeit und anhand der manuellen Beweglichkeitsdiagnostik nach Janda (Janda, 2000) mit einem Goniometer Muskelverkürzungen der Probanden untersucht werden. Als Verlaufskontrolle der Studie soll eine Analyse der gemessenen anthropometrischen Daten (Fettanteil, Muskelanteil) mit der Tanita-Waage dienen.

Zum Schluss sollen die Veränderungen der Untersuchungsdaten eines neunwöchigen Ganzkörper EMS-Trainings und dem speziell angefertigten Ganzkörper EMS-Rückentrainings graphisch dargestellt und bewertet werden.

3 Gegenwärtiger Kenntnisstand

3.1 Rückengesundheit

Durch das heutige Streben der Menschen, der oder die „Beste" zu sein, steigt stetig der wachsende Leistungsdruck schon von Kindheitsalter an. Doch alle diese externen Einflussfaktoren wirken sich auch auf unsere Gesundheit aus. So gehen wir trotz einer kleinen Erkältung zur Arbeit und riskieren dadurch vielleicht eine Herzmuskelentzündung oder beachten nicht unsere Schmerzen im Rückenbereich und heben und tragen während des Arbeitsprozesses fleißig weiter. Und all dies nur, weil vielleicht ein Gang zum Arzt einem Kollegen oder Konkurrenten einen Vorteil bieten könnte. Doch ist es für uns nicht wichtiger, nachhaltig an unsere Gesundheit zu denken?

Was bringt es uns, in den nachfolgenden Jahren „totsterbenskrank" im Bett zu liegen und voraussichtlich nie mehr in der Lage zu sein, zur Arbeit zu gehen? Alles nur weil wir die ersten Anzeichen unseres Körpers ignoriert haben und nun die „Bombe explodieren" musste, damit wir etwas für unsere Gesundheit tun; was bei manchem aber auch schon zu spät sein kann. Ohne die Gesundheit sind wir nicht mehr lebensfähig und somit unserem Schicksal überlassen!

Ist es nicht stattdessen einfacher, von Anfang an auf unseren Körper zu hören und für unsere Gesundheit vorzubeugen bzw. genau jetzt damit anzufangen, etwas im Leben zu ändern, bevor es zu spät ist?

Ein erster Schritt könnte sein, auf seine Rückengesundheit Acht zu geben, denn sie ist in unserem heutigen Leben ein wichtiger Bestandteil. Missachtet man sie, können ihre Krankheitsbilder unsere Lebensqualität beeinträchtigen. Leider gibt es nur noch selten Menschen mit einer guten Rückengesundheit. Denn fast jeder Mensch hatte schon einmal Rückenschmerzen in seinem Leben und wurde durch sie beeinträchtigt.

3.1.1 Definition Rückengesundheit

Rückengesundheit ist somit ein Teil des allgemeinen gesundheitlichen Wohlbefindens. Sie kennzeichnet sich durch Beschwerdefreiheit im Rückenbereich oder einer Nichtbeeinträchtigung der durch den Rücken ausgelösten Symptome, welche die Lebensqualität negativ beeinflussen.

3.1.2 Arten Rückenschmerzen

Die Ursachen, Verläufe und Folgen von Rückenschmerz sind trotz modernster Untersuchungs- und Behandlungsverfahren noch eher ungeklärt (Lühmann & Schmidt, 2007).

In der Medizin unterscheidet man zwischen spezifischen und unspezifischen Rückenschmerzen. Für spezifische Rückenschmerzen liegt immer eine Ursache zu Grunde. Sie bestehen meist aus spezifischen Pathomechanismen, wie z.B. Tumoren, Frakturen oder entzündlichen Prozessen. Jedoch treten sie nur in 1-5% der Fälle auf. (Ekkernkamp, Mittag, Matthis, Raspe, & Raspe, 2004)

In ungefähr 80% aller Fälle können jedoch keine Schmerzursachen gefunden und somit als unspezifische Rückenschmerzen bezeichnet werden (Kohlmann & Schmidt, 2005).

Rückenschmerzen werden nach dem Leitlinien-Clearing-Bericht (Ärztliche Zentralstelle für Qualitätssicherung, 2001) nach Dauer und Art wie gefolgt klassifiziert:

- der *akute* Rückenschmerz hat eine Schmerzdauer von weniger als einen Monat, er tritt plötzlich, mindestens nach einer vorangegangenen sechsmonatigen schmerzfreien Zeit auf,
- der *subakute* Rückenschmerz hat im Gegensatz zum akuten eine Schmerzdauer von ein bis zu drei Monaten,
- der *subchronische* Rückenschmerz dauert oft nur bis zu vier Wochen, aber die vorangegangene schmerzfreie Zeit beträgt weniger als sechs Monate,
- der *chronische* Rückenschmerz ist dagegen durch eine Schmerzdauer von mehr als drei Monaten gekennzeichnet.

3.1.3 Entstehung bzw. Risikofaktoren Rückenschmerzen

Wie zuvor erwähnt, haben spezifische Rückenschmerzen eine eindeutige Ursache. Aber die Ursachen und Risikofaktoren für die unspezifischen Rückenschmerzen bleiben trotz vielfältigen Untersuchungen und Studien oft sehr widersprüchlich und ungeklärt.

Bis vor ein paar Jahren nahm man üblicherweise an, dass nur biomechanische Einflussgrößen die Entstehung und Chronifizierung der Rückenschmerzen bestimmen. Doch viele neuere Forschungsergebnisse (Waddell, 2004) belegen, einem biopsychosozialen Modell folgend, die größere Bedeutung den psychologischen und sozialen Risikofaktoren zu zuordnen.

In einer Zusammenfassung Lühmanns et al. (Lühmann, Müller, & Raspe, 2003) werden aus mehreren Längs- und Querschnittsstudien tabellarisch Risikofaktoren benannt, die wahrscheinliche oder eher unwahrscheinliche Auslöser für ein hohes Rückenschmerzrisiko sind. Hier haben soziale Einflussgrößen, wie z.B. die Schichtzugehörigkeit, Zusammenhänge zwischen Ausfallzeiten am Arbeitsplatz wegen Rückenschmerzen und Zugehörigkeit zu niedrigerem sozioökonomischen Schichtniveau und das Ausbildungsniveau einen wahrscheinlichen Risikofaktorstatus im Gegensatz zur Nationalität, Ethnizität, Religionszugehörigkeit oder Arbeitslosigkeit. Aus den psychologischen Einflussgrößen, wie z.B. der Intelligenz und der Persönlichkeitsmerkmale (Schmerzpersönlichkeit) kann kein erhöhtes Risiko erfasst werden. Aber Depressionen, psychische Beeinträchtigungen („Distress"), Furcht-Vermeidungsdenken, Katastrophisieren sowie sexueller und körperlicher Missbrauch haben als psychologische Einflussgröße einen wahrscheinlichen Risikofaktorstatus, genauso wie die individuell biologischen und verhaltensabhängigen Merkmale, wie z.B. vorangegangene Episoden von Rückenschmerzen, beeinträchtigende Komorbidität oder Rauchen. Im Gegensatz dazu konnte aus den vielen Studien ein unwahrscheinliches Risiko für das Alter, Geschlecht, Körpergewicht oder Körpergröße herausgefunden werden, da es dazu sehr widersprüchliche Studienergebnisse gibt, wie es auch beim familiären und sozialen Rückhalt der Fall ist. Des Weiteren haben die arbeitsplatzbezogenen Faktoren, wie z.B. das Bücken und Dehnen, die Ganzkörpervibration, Material- und Patientenbewegungen: Heben, Tragen, Schieben, Ziehen und psychosoziale

Arbeitsplatzbelastungen, einen erhöhten Einfluss auf die Risikowahrscheinlichkeit von Rückenschmerzen. Wie immer angenommen, haben die physiologischen Einflussgrößen, wie z.B. die Haltung und Muskelkraft in dieser Tabellenübersicht durch inkonsistente Ergebnisse einen unwahrscheinlichen Risikofaktorstatus. (Lühmann, Müller, & Raspe, 2003, S. 39)

Auch kanadische Forschungsgruppen konnten über die Verursachung von Rückenschmerzen im Lendenwirbelsäulenbereich in einer öffentlichen Serie von acht systematischen Reviews keine eindeutige Schlussfolgerung ziehen (Kwon, Roffey, Bishop, Dagenais, & Wai, 2011).

Aufgrund der vielen widersprüchlichen Ergebnisse zu den Risikofaktoren und deren Wechselwirkungen untereinander kann also keine eindeutige Ursache den unspezifischen Rückenschmerzen zugeordnet werden. Deswegen können momentan nur Indizien angenommen werden, die als Auslöser für Rückenschmerzen dienen.

Die Folgen, die aus allen zuvor genannten Einfluss- oder Risikofaktoren entstehen, sind vorerst die Schmerzsymptome aus den entstandenen Verspannungen und Blockaden. Diesen wird versucht durch Schon- oder Fehlhaltungen entgegenzuwirken, was wiederum zu einer körperlichen Veränderung, wie z.B. dem Muskelabbau oder den Gelenkfehlstellungen, führen kann. Somit kommt es zu einer Funktionsstörung der Muskulatur und der Gelenke, welche fortlaufend wieder Schmerzsymptome hervorruft. Diesen Schmerzsymptomen folgen wieder psychosoziale Belastungen, wie die Arbeitsunfähigkeit oder der Ausschluss aus dem sozialen Umfeld aufgrund des Leistungsverlustes. Diese psychosozialen Belastungen sind wieder die Ursachen für die eigentliche Entstehung der Rückenschmerzen und tragen als Folge die Schmerzsymptome der Verspannungen und Blockaden. Der Prozess beginnt damit wieder von vorne, sodass ein „Teufelskreis" entsteht. (Mucha, 2001)

Deswegen wird heut oft davon ausgegangen, dass die psychosozialen Einflussfaktoren die möglichen Krankheitsauslöser sind und eine Chronifizierung (Übergang von akuten zu chronischen Rückenschmerzen) begünstigen. (Pfingsten & Schöps, 2004)

Als Folge werden unterschiedlichste Präventionsansätze entwickelt, auf die im nachfolgenden Kontext dieser Arbeit näher eingegangen wird.

3.1.4 Krankheitsbilder

Muskuloskelettale Erkrankungen (Erkrankungen des Muskel- und Skelettsystems) sind neben den kardiometabolischen Störungen die mit am häufigsten auftretenden Erkrankungen in Deutschland (Fuchs, Busch, Lange, & Scheidt-Nave, 2012) und verursachen die höchsten medizinischen Rehabilitationskosten (Deutsche Rentenversicherung Bund, 2012). Sie bestehen aus unterschiedlichen Störungen und Beschwerden, die Schmerzen und Einschränkungen des Stütz- und Bewegungsapparates mit sich führen (Finkbeiner, 1992).

Die Rückenschmerzen sind wohl eine der meist auftretenden muskuloskelettalen Erkrankungen.

Aber zu beobachten ist trotzdem, dass Rückenschmerzen einerseits ein Krankheitsbild des Rückens sein können, aber sich auch als Symptom verschiedener Krankheiten äußern können. So kann die Rückenschmerzsymptomatik auf Darmerkrankungen, Erkrankungen des urogenitalen Systems, Krebserkrankungen und Magengeschwüre hinweisen. (Ammer, 2008)

Da die Auflistung aller Krankheitsbilder den Rahmen dieser Arbeit übertrifft, werden im Folgenden nur die wichtigsten Krankheitsbilder vorgestellt, die aus einer Funktionsstörung von Muskeln und Gelenken der Wirbelsäule hervorgehen und/oder denen ein gezieltes Muskelaufbau- und Dehntraining zu Gute kommt.

3.1.4.1 Fehlformen der Wirbelsäule

Die Wirbelsäule besteht aus einer doppelten S-Formkrümmung, bei der sich die Krümmungen „Lordose" und „Kyphose" abwechseln. So kommt im Hals- und Lendenwirbelsäulenbereich eine Lordose und im Brust- und Kreuzbeinwirbelsäulenbereich eine Kyphose vor. Im medizinischen Gebrauch werden diese beiden Krümmungsformen jedoch als eine „über das normale Maß hinausgehende krankhafte strukturelle Abweichung von der normalen Wirbelsäulenform" (Krämer J., 2004, S. 106) bezeichnet.

So ist die *(Hyper-) Kyphose* eine „dorsal-konvexe Abweichung der Wirbelsäule" (Krämer J., 2004, S. 106). Sie wird umgangssprachlich als „Buckel" bezeichnet.

Die *(Hyper-) Lordose* ist eine dorsal konkave Abweichung der Wirbelsäule und wird umgangssprachlich als „Hohlkreuz" benannt (Emminger, 2005, S. 285).

Eine weitere Formabweichung des Rückens ist die Skoliose. *Idiopathische Skoliose* ist eine angeborene, noch ungeklärte Wirbelsäulenfehlstellung „mit einer fixierten Seitenausbiegung sowie Torsion der Wirbelkörper mit konsekutiver Rotation des Achsenorgans und einem pathologischen sagittalen Profil" (Krämer J., 2004, S. 166).

Des Weiteren kann eine Längendifferenz der Beine, die Rückengesundheit stark beeinträchtigen. Dabei unterscheidet man eine *reelle* und *funktionelle Beinlängendifferenz*. Die reelle Beinlängendifferenz ist ein „Längenunterschied im Ober- und/oder Unterschenkelbereich", wo hingegen die funktionelle durch „eine Gelenkfehlstellung zu einer relativen Verlängerung oder Verkürzung des betroffenen Beines" führt (Wirth, Mutschler, Kohn, & Pohlemann, 2014, S. 816). Dabei kann es zu „einem Beckenschiefstand mit nachfolgender Fehlhaltung der Wirbelsäule" kommen (Krämer J., 2004, S. 503).

3.1.4.2 Funktionelle Erkrankungen

Die funktionellen Erkrankungen des Rückens bezeichnen die Krankheitsbilder, die aufgrund einer Funktionsstörung von Muskeln und/oder Wirbelgelenken entstehen. Dies können muskuläre Dysbalancen, Muskelverspannungen oder Blockaden und Instabilitäten der Wirbelgelenke sein.

Muskuläre Dysbalancen sind muskuläre Ungleichgewichte, die durch „Verkürzungen und Abschwächungen einzelner Muskelgruppen, ungleichmäßigen Muskelbeanspruchungen und degenerativen Veränderungen der Wirbelsäule" (Grosser & Müller, 1990, S. 17ff) entstehen und damit Gelenkfehlstellungen auslösen.

Muskelverspannungen sind länger anhaltende, unwillkürliche Kontraktionen eines Muskels, die schmerzhaft aber auch schmerzlos sein können. Die Ursache für Muskelverspannungen sind Unterversorgungen des Muskels, welche zur Freisetzung des schmerzauslösenden Hormons Bradykinin führt. Dieses hat die Wirkung der Blutgefäßverengung und der Tonuserhöhung des Muskelgewebes. (Mense, 2000)

Funktionsstörungen der Wirbelgelenke können z.B. *Blockaden und Instabilitäten sein*. Eine Blockade der Wirbelgelenke kann u.a. aus muskulären Verspannungen oder durch eine verminderte Beweglichkeit, der Hypomobilität, entstehen. Im Gegensatz dazu steht die Hypermobilität, die sich durch eine überdurchschnittliche Beweglichkeit und der Instabilität der Wirbelgelenke kennzeichnet. Diese kann u.a. zum Wirbelgleiten, der Spondylolisthesis, führen. Durch das Wirbelgleiten können Bandscheiben und Wirbelgelenke fehlbelastet werden. (Keller, 2004)

3.1.4.3 Degenerative Erkrankungen

Degenerative Erkrankungen sind formelle, strukturelle und funktionelle Abweichungen vom normalen Maß, die durch Abnutzungs- oder Alterserscheinungen hervorgerufen werden. So können u.a. aus dem vorherigen Kontext genannten Formabweichungen und funktionellen Erkrankungen einige degenerative Erkrankungen entstehen und das Beschwerdebild hervorrufen oder verschlimmern.

Ein typisches Beispiel in unserer heutigen Zeit sind die degenerativen Erkrankungen der Bandscheibe. Die *Banscheibenvorwölbung (Protrusion)* ist u.a. Folge aus einer Ernährungsstörung (Chondrosis intervertebralis), die durch mangelnden Druck und Entlastung des schwammartigen Fasergewebes entsteht. Diese Ernährungsstörung führt zu einer Höhenminderung der Bandscheibe und in Folge dessen zur Bandlaxalität der Bandscheibe. Dadurch beginnt der Bandscheibenverschleiß. Durch eine zu hohe einseitige Fehldruckbelastung der Bandscheibe, schiebt sich der Gallertkern (Nucleus pulposus) der Bandscheibe zur Schwachstelle hin. Diese Vorwölbung kann so schmerzhaft werden, wenn die Bandscheibe auf die umgebenden sensiblen Nervenfasern drückt. Wird die Bandscheibenvorwölbung weiterhin nicht diagnostiziert oder präventiv behandelt, kann das u.a. zu dem bekannten *Bandscheibenvorfall (Prolaps)* führen. Dabei reißt der äußere Faserring an der Schwachstelle der Bandscheibe auf und das Bandscheibengewebe des weichen Gallertkerns kann ausdringen. Durch die Komprimierung des Wirbelkanals können Nervenwurzeln und Rückenmark abgedrückt werden und zu

Irritationen der Nervenwurzeln mit ausstrahlenden Schmerzen führen. In Folge dessen entstehen Funktionsausfälle der zu versorgenden Muskulatur, und es kann zu Lähmungserscheinungen mit starken Schmerzen kommen. (Breitenfelder, 2003)

Je nachdem, wo die Bandscheibenvorwölbung oder der Bandscheibenvorfall auftritt, können dadurch direkte oder indirekte Syndrome des betroffenen Bereiches hervorgerufen werden. Im Folgenden werden die am häufigsten auftretenden Syndrome kurz mit ihrer Symptomatik erläutert.

Entsteht eine degenerative Erkrankung der Bandscheibe im Bereich der Halswirbelsäule, kann es zum *Halswirbelsäulen-Syndrom (HWS-Syndrom)*, auch zervikales Syndrom genannt, kommen. Die Symptomatik sind Bewegungseinschränkungen der Halswirbelsäule, Muskelverspannungen im Schulter-Nacken-Bereich, Kopfschmerzen und Schwindel (Wottke, 2004).

Beim lumbalen Syndrom, auch *Lendenwirbelsäulen-Syndrom (LWS-Syndrom)* genannt, kann sich die Symptomatik durch Beschwerden im Lendenwirbelsäulen-Bereich oder in ausstrahlenden Schmerzen ins Bein äußern (Wottke, 2004). In diesem Bereich kann auch das Ischias-Syndrom, die Ischialgie genannt, auftreten. Es ist gekennzeichnet durch einen plötzlich einsetzenden, ziehenden und reißenden Schmerz, der vom Lendenwirbelsäulen-Bereich und dem Kreuzbein über das Gesäß hinab an der Rückseite des Oberschenkels (Ischiocrurale Muskulatur) zum Fuß ausstrahlt (Hailer, 2010).

Eine bekannte akute Form des lumbalen Syndroms kann die *Lumbago*, auch Hexenschuss genannt, sein. Sie ist meist ein „blitzartig einschießender Kreuzschmerz, der sofort zu einer Bewegungssperre der Lendenwirbelsäule führt, die in einer charakteristischen Fehlhaltung erstarrt" (Krämer, Matussek, & Theodoridis, 2014).

Eine weitere degenerative Erscheinung kann die *Arthrose* und/ oder die *Osteoporose* sein. Durch Traumata, Entzündungen und Degenerationen der Knorpelflächen der Wirbelgelenke kann es zu Schäden bei der Arthrose kommen. Bei der Osteoporose ist die Knochenmasse erniedrigt und die Knochengewebsstruktur gestört, sodass es zu Einbrüchen der Trabekelstruktur im Wirbelkörper kommen kann. Der Knorpel oder Knochen wird immer dünner und ist nicht mehr stabil genug, um Belastungen abzufangen. Auftretende Symptome sind schmerzhafte

Verspannungen der Rückenmuskulatur, die zu weiteren Fehlhaltungen führen können. (Buckwalter & Mankin, 1997)

3.2 Rückengesundheit in der heutigen Arbeitswelt

Das heutzutage oft anzutreffende Phänomen „Volkskrankheit Rücken" findet in der Arbeitswelt einen hohen Stellenwert. So geben Betroffene in einer Umfrage des BKK Bundesverband (BKK Bundesverband, 2008) an, dass ihre Rückenschmerzen auf Belastungen im Beruf zurück zu führen sind. Nach der Statistik der Selbsteinschätzung der Rückenschmerzauslöser nehmen die berufsbedingten Gründe 29% ein. Laut Statistik ergeben sich 15% der Rückenschmerzen durch zu schweres Heben und Tragen, 9% durch falsche Körperhaltung und 9% wegen zu langem Sitzen.

3.2.1 Arbeitsunfähigkeitstage (AU-Tage)

Von 2005 bis zum 3.Quartal 2013 wird im BKK Bundesverbandes 2013 (Bödeker, Kliner, & Wilhelmi, 2013) ein Anstieg von 28,8% der Fehlzeiten aufgrund von Muskel-Skelett-Erkrankungen kritisch hervorgehoben. So waren 2012 Krankheiten des Muskel- und Skelettsystems mit 26,4% aller AU-Tage die häufigste Ursache der Krankheitsarten für AU-Tage von beschäftigten Pflichtmitgliedern. Dabei dauerte der durchschnittliche AU-Fall je 20,2 AU-Tage. (Bödeker, Kliner, & Wilhelmi, 2013, S. 13-21)

Rückenschmerzen treten bei den Mitgliedern (ohne Rentner) in beiden Geschlechtern am häufigsten auf. In 95,5% der rückenschmerzbedingten AU-Fälle handelt es sich um akute Rückenschmerzen. Jedoch werden 44,8% der AU-Tage aufgrund von Rückenschmerzen durch subakute (2% aller AU-Fälle) und chronische Rückenschmerzen (2,5% aller AU-Fälle) verursacht, aufgrund ihrer längeren Verlaufsdauer. (Bödeker, Kliner, & Wilhelmi, 2013, S. 29 & 36)

Am häufigsten der muskuloskelettalen Erkrankungen treten sonstige Krankheiten der Wirbelsäule und des Rückens (M50-M54) auf. Dabei sind Männer minimal häufiger betroffen mit 54,4% aller AU-Fälle als die Frauen mit 54,2%. Das macht bei den Männern einen Anteil von 48,7% aller AU-Tage und bei den Frauen 46,9% aller AU-Tage aufgrund von muskuloskelettalen Erkrankungen aus. (Bödeker, Kliner, & Wilhelmi, 2013, S. 30-33)

Auch unter den AOK-Pflichtmitgliedern stehen die Rückenschmerzen im Jahr 2010 auf Platz eins der Erkrankungen mit den längsten AU-Tagen (ohne Rentner) mit 14,5 Millionen AU-Tagen und einem Anteil von 7,0% (AOK, 2010). In weiteren Krankenkassen, wie z.B. bei der Barmer GEK im Jahr 2009 mit einem Anteil von 6,5% aller AU-Tage (Barmer GEK, 2010) und der Deutschen Angestellten Krankenkasse mit einem Anteil von 7,1% aller AU-Tage (IGES, Institut für Gesundheits- und Sozialforschung, 2010), liegen Rückenschmerzen ebenfalls auf den obersten Rängen.

3.2.2 Kosten der Krankenkassen aufgrund von Arbeitsunfähigkeitstagen

Die meisten Krankengeldtage von 29,9% der beschäftigten Pflichtmitglieder wird von den Muskel-Skelett-Erkrankungen hervorgerufen (Bödeker, Kliner, & Wilhelmi, 2013, S. 21). Demnach verursachten chronische Rückenschmerzen dem deutschen Gesundheitswesen in einer Studie von Wenig et al. (Wenig, Schmidt, Kohlmann, & Schweikert, 2009) im Jahre 2008 geschätzte Kosten von 48,9 Mrd. Euro. Darin sind enthalten die medizinischen Rehabilitationskosten und die sekundären Kosten, verursacht durch die AU-Tage. In diesem Gesundheitssurvey wurde auch festgestellt, dass die indirekten Kosten mit 54% höher ins Geschehen eingreifen als die direkten Kosten mit 46%.

Auch die Forscher des Instituts für Gesundheitsökonomie und Management im Gesundheitswesen des Helmholtz Zentrums München und Wissenschaftler des Instituts für Community Medicine der Ernst-Moritz-Arndt-Universität in Greifswald ermittelten im Jahr 2008 für Deutschland Kosten in Höhe von insgesamt 48,9 Mrd. Euro, verursacht durch die AU-Tage sowie die notwendigen Therapiekosten für Rückenschmerzen. (Haury, 2008)

Im Jahre 2002 betrugen diese Gesamtkosten noch 25,2 Mrd. Euro (Volbracht, Kohlmann, & Riechmann, 2007). Somit haben sich die direkten und indirekten Kosten innerhalb von 6 Jahren verdoppelt. Die direkten Kosten fielen im deutschen Gesundheitswesen mit 8,4 Mrd. Euro an. Dabei verteilten sich die Kosten zu 35% der direkten Kosten auf Arztkonsultationen, 22% auf Krankhausbehandlungen, 21% auf Rehabilitationsmaßnahmen, 17% auf physikalische Therapieformen und 5% auf Arzneimittel. (Volbracht, Kohlmann, & Riechmann, 2007).

3.2.3 Muskuloskelettale Rückenbeschwerden bei Beschäftigten mit sitzender Tätigkeit

Aus einer weiteren Statistik (BKK Bundesverband, 2008) der Langzeitstudie des BKK Bundesverbandes geht hervor, dass 46% der Betroffenen an gelegentlichen Rückenschmerzen leiden. Darunter sind meist gelegentliche Lendenwirbelsäulenschmerzen bei berufstätigen Männern mit einem hohen Bildungsgrad. Die zweithäufigste Gruppe mit 27% der Rückenschmerztypen nehmen die „Schreibtischtäter" ein. Sie klagen meist durch berufsbedingte sitzende Computernutzung über gelegentliche Verspannungen vor allem im oberen Rückenbereich.

Damit zählen die muskuloskelettalen Rückenbeschwerden der Wirbelsäule mit zu dem häufigsten Grund der Belastung von Beschäftigten mit sitzender Tätigkeit. So wird in der Langzeitstudie des BKK Bundesverbandes (BKK Bundesverband, 2008) ersichtlich, dass die Beschwerden, verursacht durch die Computernutzung, vom Jahr 1998 von 41% auf 59% im Jahr 2008 gestiegen sind. Zu diesen Beschwerden zählen mit einem Anteil von 40% hauptsächlich Verspannungen im Schulter-und Nackenbereich. Weitere Beschwerden treten im Lendenwirbelsäulenbereich mit 15% auf. Die Rückenschmerzen, die durch die Computernutzung am gesamten Rücken entstehen, nehmen einen weiteren Prozentsatz von 12% ein. Schaut man sich dazu die Zahlen von vor 10 Jahren an, wird eindeutig klar, dass sich die Beschwerden verdoppelt haben und somit verbunden auch das Problem „Rückenschmerzen bei Beschäftigten mit sitzender Tätigkeit" (Anhang 8: Beschwerden bei Computernutzung 1998 und 2008).

3.3 Präventionsansätze für Rückenschmerzen

Aufgrund des großen Umfanges der Thematik Prävention von Rückenschmerzen wird in dieser Arbeit nur auf ein paar wissenschaftliche Studien eingegangen. Das allgemeine Hintergrundwissen zu den folgenden Präventionsansätzen wird vorausgesetzt und nicht groß thematisiert.

Im Folgenden wird eine Recherche wissenschaftlicher Studien zu den Präventionsansätzen für unspezifische Rückenschmerzen aufgeführt, die sich aus der Ausgangsbasis der „Expertise von Rückenschmerzen" von Lühmann et al. (Lühmann, Müller, & Raspe, 2003, S. 6-36) bildet. Folgende Kontext-Punkte (3.3; 3.3.1; 3.3.2) sind vergleichbar zu bewerten.

Das Ziel der folgenden Präventionsansätze ist es, vor allem unspezifische Rückenschmerzen und deren Auswirkungen zu verhindern. Dabei soll das Auftreten neuer Schmerzepisoden und die Schmerzintensität gemindert werden.

Präventionsansätze können nach Maßnahmen strukturiert werden. So gibt es die *primordialpräventiven* Maßnahmen, die aus der Verhältnisprävention (z.B. Umweltverschmutzung, Arbeitszeitreglung, Verkehrspolitik) besteht. Die *primärpräventiven* Maßnahmen sollen die Ersterkrankung von Gesunden verhindern, wo hingegen die *Sekundärprävention* auf Erkrankte im gut behandelbaren Stadium mit einer Verhinderung von weiterführenden Krankheitsbildern und Schmerzepisoden abzielt. Die *tertiärpräventive* Maßnahme soll eine Verschlimmerung des Krankheitsbildes verhindern. (Lühmann, Müller, & Raspe, 2003, S. 30)

Die folgenden Präventionsansätze gelten für Personen, deren Schmerzdiagnostik nicht hochgradig ist und bei denen keine tertiärpräventive oder therapeutischen Maßnahmen ergriffen werden müssen.

3.3.1 Rückenschonende Verhaltensweisen

Eine der bekanntesten Primär- und Sekundärpräventionen sind die Rückenschulen, sie erfolgen meistens durch theoretisch-edukativen und physisch-übenden Unterrichtsstoff in einer rückenschonenden Gruppenatmosphäre. In ihr werden den Teilnehmern Informationen über „rückenschädigende Haltungs- und Bewegungsmuster mit einer durch Fehlbelastung und Fehlhaltung gesteigerten Druckentwicklung auf die Wirbelsäule und assoziierte Strukturen" vermitteltet. (Lühmann, Müller, & Raspe, 2003, S. 33)

Zwei randomisierte kontrollierte Studien von Daltroy et al. (Daltroy, et al., 1997) und Donchin et al. (Donchin, Woolf, Kaplan, & Floman, 1990) konnten keine Effektivität von präventiven Rückenschulprogrammen nachweisen.

Auch Sockoll et al. (Sockoll, Kramer, & Bödeker, 2008) kommen in den Metaanalysen über den Nutzen und der Wirksamkeit von betrieblichen Gesundheitsförderungen und Prävention zur Schlussfolgerung, dass primärpräventive Maßnahmen von Rückenschulen, die auf eine reine Wissens- und Informationsvermittlung abzielen, eher uneffektiv auf die Reduzierung von Muskel-Skelett-Erkrankungen sind.

Jedoch konnte eine weitere randomisierte 3-Jahres-Studie von Lonn et al. (Lonn, Glomsrod, Soukup, Bo, & Larsen, 2001) mit einer aktiven Rückenschule, mit einem Verhältnis von Theorie zu Übung von 1:2, zurückgehende Rückenschmerzepisoden und eine zurückgehende durchschnittliche Krankschreibungsdauer aufgrund von Rückenschmerzen feststellen. Auch zwei weitere kontrollierte Studien, eine in arbeitsplatzbezogener Umgebung (Symonds, Burton, Tillotson, & Main, 1995) und eine mit Bevölkerungsbezug (Buchbinder, Jolley, & Wyatt, 2001), konnten ebenfalls „positive Effekte auf die Ausfallzeiten am Arbeitsplatz und die Inanspruchnahme von Lohnersatzleistungen" verzeichnen. (Lühmann, Müller, & Raspe, 2003, S. 34)

3.3.2 Kräftigung und Beweglichkeit der Muskulatur

Dem Präventionsansatz Kräftigung und Beweglichkeit der Muskulatur, um Rückenschmerzen primär- und sekundärpräventiv entgegenzuwirken, liegen drei wissenschaftlich begründete Annahmen von Lahad et al. (Lahad, Malter, Berg, & Deyo, 1994) zu Grunde. Die erste Annahme ist, dass durch Training und Bewegung die Rückenmuskulatur gekräftigt und die Flexibilität der Rumpfmuskulatur verbessert wird. Dadurch verbessert sich die Blutversorgung spinaler Muskeln und Gelenke. Durch die Druck- und Entlastungsbewegungen auf die Gelenkkapseln und Bandscheiben wird das schwammartige Gewebe wieder ausreichend mit

Nährstoffen versorgt und der Haushalt der Synovialflüssigkeit wird wieder verbessert. Dadurch kann man degenerativen Veränderungen vorbeugen. Zuletzt bewirkt die Bewegung eine allgemeine Verbesserung der Stimmung und damit verbunden eine geringere Schmerzwahrnehmung.

So konnten in mehreren randomisierten Langzeit-Studien (von mind. 1 Jahr Dauer), die ein kombiniertes Kraft- und Ausdauertraining beinhalteten, positive Effekte auf die Vorbeugung der Inzidenz von Rückenschmerzepisoden (Donchin, Woolf, Kaplan, & Floman, 1990), der AU-Tage und Beschwerdeintensität und -häufigkeit (Grundevall, Liljeqvist, & Hansson, 1993), physischen Fitness und Untersuchungsbefunde (Gerdle, Brulin, & Elert, 1995) erfasst werden (Lühmann, Müller, & Raspe, 2003).

3.3.3 Allgemeine Fitness und Gesundheit

Einleitend kann festgehalten werden, dass die allgemeine Fitness zur Aufrechterhaltung der Gesundheit sowie zum Erhalt der Lebensqualität beiträgt (Rütten, Abu-Omar, & Ziese, 2005).

Um den unspezifischen Rückenschmerzen vorzubeugen, kann Vouri (Vouri, 2001) in der ausführlichen Übersicht zwischen körperlicher Aktivität in der Freizeit und der Inzidenz und Prävalenz von Muskel-Skelett-Erkrankungen primärpräventive Effekte sichten. Damit führen die meisten Formen freizeitlicher körperlicher Aktivität nicht zur Erhöhung des Rückenschmerzrisikos, aber die langandauernde schwere körperliche Arbeit. Auch Linton & van Tulder (Linton & van Tulder, Preventive Interventions for Back and Neck Pain Problems: What is the Evidence?, 2001) kommen in ihrem systematischen Review über Nacken- und Rückenschmerzen zum Ergebnis, dass körperliches Training in der Freizeit zu einer signifikanten Verbesserung von Rückenschmerzen und Verminderung von AU-Tage führen.

In dem systematischen Review von Hyden et al. (Hayden, van Tulder, & Tomlinson, 2005) wurden verschiedene Bewegungstherapien analysiert. Dabei kamen die Autoren zum Entschluss, dass ein individuell gestaltetes Trainingsprogramm unter Aufsicht der korrekten Ausführung eines Trainers, mit Inhalten von Stretching und Kräftigung der Muskulatur, den besten Effekt auf die Schmerzreduktion und die Funktionsverbesserung von unspezifischen Rückenschmerzen hat.

3.3.4 Entspannung und Dehnung der Muskulatur

Auch eine tägliche Streckung der Wirbelsäule aus der Bauchlage führte in der Studie von Larsen et al. (Larsen, Bø, Glomsrød, Lønn, & Soukup, 2001) bei Rekruten zu einer Reduktion von Rückenschmerzen.

In den drei Studien von Hess und Hecker (Hess & Hecker, 2003) konnte ein Stretchingprogramm bei Beschäftigten der Feuerwehr und Arbeitnehmern im produzierenden Bereich mit körperlich schweren Tätigkeiten eine verbesserte Beweglichkeit erzielen. In der Follow-Up Studie konnten in der Interventionsgruppe nach zwei Jahren weniger AU-Fälle und reduzierte AU-Kosten aufgrund von Muskel-Skelett-Erkrankungen festgestellt werden.

Die randomisierte Studie Kellett et al. (Kellett, Kellett, & Nordholm, 1991), die eine Kombination aus Ausdauertraining und Entspannung mit Musik über 18 Monate anstrebte, konnte positive Ergebnisse in Betracht der Inzidenz von Rückenschmerzepisoden und AU-Tage beobachten.

3.3.5 Stressbewältigung und Stressabbau

Wie bereits im vorherigen Kontext erwähnt, zählen psychosoziale Faktoren zu wahrscheinlichen Rückenschmerzauslösern. Deswegen ist es vor allem bei der Prävention wichtig, auch diese zu mindern oder zu vermeiden.

In dem Review von Linton (Linton, 2001, S. 63) wird aus 975 Studien folgende Schlussfolgerung gezogen:

„Yet, the results suggest that eliminating psychosocial risk factors at work could reduce the number of cases of back pain by as much as 40 percent"

Dies heißt, wenn psychosozial wahrscheinliche Risikofaktoren am Arbeitsplatz vermieden werden, können die unspezifischen Rückenschmerzen um bis zu 40% verringert werden.

3.4 EMS-Training

Eine der momentan modernsten Fitnesstechnologien Deutschlands ist das EMS Training.

Das EMS Training hat seinen Ursprung schon in der Antike. Stromstöße von Zitterrochen, Zitteraale und Zitterwelse setzten römische Ärzte zur Behandlung von Kopfneuralgien oder Gicht ein (Fehr, 2010, S. 30f). Ab dem 17. Jahrhundert galt Kratzenstein als Initiator der physikalischen Therapie mit seiner Monographie „Nutzen der Electricität in der Arzneiwissenschaft" (Fehr, 2010, S. 25).

Nach mehreren Experimentierversuchen von Wissenschaftlern konnte 1792 von Schmuck die elektrische Erregbarkeit von Muskeln am Herzen nachgewiesen werden. 1892 wurden dann die ersten Studien zur elektrischen Muskelstimulation von dem Physiker J.L. Hoorweg durchgeführt. (Fehr, 2010, S. 26)

Ein paar Jahre später entstand 1904 der Glidemeister-Effekt, bei dem die elektrische Reizfähigkeit des Nerv-Muskel-Systems nachgewiesen wurde (Wenk, Ach, & Wolf, 2004, S. 5).

In den 60er Jahren nutzte man in den USA und der UdSSR elektrische Muskelstimulationen im Leistungssport, der Raumfahrt und beim Militär zur Leistungssteigerung und dem Leistungserhalt von Muskelmasse. Jedoch wurden die Ergebnisse nicht publiziert. (Fehr, 2010, S. 26)

Erst seit Ende der 90er Jahre wurde das EMS-Training auf dem Fitness- und Gesundheitsmarkt veröffentlicht. Der richtige Aufschwung entstand 2007, als mehrere EMS- und EMA-Hersteller (z.B. „miha bodytec" oder „Amplitrain") auf den Markt traten und ganze Fitnessketten für das EMS-Training entstanden.

Im Laufe der Zeit wurde die EMS-Technologie immer weiter entwickelt und auf den modernsten Stand des EMS-Trainings gebracht, sodass im Jahre 2012 durch die Mitentwicklung der deutschen Firma „Bodyficient GmbH" der ungarische EMS-Hersteller „XBody Kft." entstand. Durch die intensive Kooperation der beiden Firmen „Bodyficient GmbH" und „XBody Kft." sind seit 2013 die EMS-Geräte von „XBody" für den deutschen Fitness- und Gesundheitsmarkt frei erwerblich.

3.4.1 Erläuterung EMS-Training

Nach meiner eigenen praxisnahen Erfahrung ist das EMS-Training eines der momentan effektivsten und zeitsparendsten Trainingsformen für den Muskelaufbau und der Fettreduktion.

3.4.2 Funktions- und Wirkungsweise

Die Funktions- und Wirkungsweise des EMS-Trainings beruht auf der motorischen Einheit, der Reizleitung zwischen Nervenzelle und Muskelzelle. Dabei kann eine Nervenzelle immer eine oder mehrere Muskelzellen mit einem Signal (Reiz) versorgen, sodass ein Muskel aus mehreren motorischen Einheiten besteht. (Markworth, 2012, S. 42)

Normalerweise wird das motorische Signal von der Vorderhornzelle des Rückenmarks durch die synaptische Übertragung eines elektrischen Impulses (Aktionspotential) von Nervenzelle zu Nervenzelle weitergeleitet.

Beim EMS-Training kommt dieses motorische Signal jedoch von den angelegten Elektroden an der zu kontrahierenden Muskelgruppe. Dieses Signal erfolgt als ein niederfrequenter Reizstrom, wodurch die Nervenfasern und die dazugehörigen Nervenzellen gereizt werden (Senn & Rusch, 1990, S. 91). Es entsteht ein zu der Muskelzelle weitergeleiteter Nervenimpuls.

Der Übergang von dem Nervenimpuls (Aktionspotential) auf die Muskelzelle wird als motorische Endplatte bezeichnet. Das Aktionspotential, aus dem Rückenmark kommend, gelangt an die Endverzweigungen der motorischen Nervenzelle. An den synaptischen Endköpfchen wird aus den Speicherbläschen (Vesikel) der Übertragungsstoff Azetycholin freigesetzt. Dieser gelangt durch die synaptischen Knöpfe in den synaptischen Spalt zwischen Nerven- und Muskelzelle. An den Rezeptoren der Muskelzelle dockt das Azetylcholin an, sodass für einen kurzen Zeitraum sich die Muskelzellmembran für Natrium- und Kaliumionen öffnet. Durch die Umverteilung der Ionen im Äußeren und Inneren der Muskelzelle entsteht eine elektrische Spannungsdifferenz (Depolarisierung). Die Summe aller entstandenen chemischen Veränderungen in der motorischen Endplatte nennt man Endplattenpotential. Unterschreitet das Endplattenpotential einen bestimmten Schwellenwert, bildet sich das Muskelaktionspotential. Dieses Muskelaktionspotential wird durch das System der transversalen Tubuli in die Sarkomere der Muskelzelle weitergeleitet. Dort löst es die mechanische Spannungsentwicklung der Muskelzelle aus. Der Muskel kontrahiert. (Markworth, 2012, S. 43f)

3.4.3 Effekte auf den menschlichen Organismus

Die Effekte des EMS-Trainings auf den menschlichen Organismus sind in den feinsten Details unseres Körpers aufgrund weniger oder kontroverser Studien noch nicht wissenschaftlich genau definierbar. Der weitere Kontext ist vergleichbar mit der Studie von Vogelmann (Vogelmann, 2013, S. 55-92).

3.4.3.1 Muskelaufbau

Nach einer Studie von Fehr (Fehr, 2010, S. 105-108) wird durch das EMS-Training im Gegensatz zum herkömmlichen Training im rehabilitativen Bereich ein schnellerer und effektiverer Muskelaufbau (Hypertrophie am Musculus quadriceps femoris) erreicht. In diese Studie von Fehr wurden auch weitere Studien, so z.B. von Bezera et al. (2009), Turostowski, Cometti und Cordoano (1992), Ruther, Golden, Harris und Dudley (1995), Herrero, Izquierdo, Maffiuletti und Garcia-Lopez (2006) einbezogen. Andere Studien, wie z.B. die Studie von Vatter (Vatter, 2010, S. 31), besagen, dass die Muskelhypertrophie in den Studienergebnissen „anscheinend" durch die Kombination vom willkürlichen Krafttraining und dem EMS-Training erzielt wird. Aufgrund der geringen Publikationsdichte sowie der Kontroversität von vorhandenen Studien nach dem EMS-Training kann zur Muskelhypertrophie und deren Umfangsveränderung keine eindeutige Aussage getroffen werden.

Aus der sportwissenschaftlichen Sicht gesehen wird das EMS-Training als Ganzkörpertraining angesehen, da die am Körper anliegenden Elektroden, welche die Impulsgabe an die Nervenfasern liefern und für die Muskelkontraktion zuständig sind, am Oberkörper, Rumpf und Unterkörper ansetzen. Dadurch können in einer

Trainingseinheit von 25 Minuten alle Muskelgruppen effektiv trainiert werden. (Boeckh-Behrens & Vatter, 2003)

3.4.3.2 Prävention

Des Weiteren wird das gleichzeitige Zusammenspiel von Agonisten, Antagonisten und Synergisten geschult und alltagsnahe Bewegungen können trainiert werden. Die Elektroden sind immer parallel geschaltet (z.B. Oberarm links und Oberarm rechts), sodass muskuläre Dysbalancen ausgeglichen werden. Wie im vorherigen Kontext schon erwähnt, ist eine meist zu schwache Rückenmuskulatur oder eine zu einseitige Belastung der ausschlaggebende Punkt zur Entstehung der Symptomatik von Rückenbeschwerden. Durch das EMS-Training kann durch gelenkschonende und gewichtsfreie Übungen die Rückengesundheit präventiv gefördert werden (Boeckh-Behrens, Grützmacher, & Sebelefsky, 2002).
Durch das EMS-Training können auch die tieferliegenden Muskelschichten gereizt und trainiert werden (Fehr, 2010, S. 66-67), sodass sich z.B. die sonst so schwer trainierbare Beckenbodenmuskulatur aufbauen kann.

3.4.3.3 Fettreduktion

Aufgrund des Muskelsaufbaus steigt im Laufe der Trainingseinheiten der Grundumsatz der Probanden, sodass bei gleicher Energieaufnahme über die Nahrung eine Fettreduktion einhergeht.

3.4.3.4 Muskeltransformierung

In mehreren Studien wird immer noch diskutiert, ob durch das EMS-Training eine Muskeltransformierung abläuft. Nach Pette (Pette, 1999, S. 264) wird in einem Übersichtartikel von mehreren Studien im Zeitraum von 1960-1996 ein Übergang bei gesteigerter neuromuskulärer Aktivität (z.B. niederfrequente Elektrostimulation) von Muskelfasertyp II zu Muskelfasertyp I beobachtet. Nach Fehr (Fehr, 2010, S. 99-105) konnte aber auch in einer Humanstudie bei intakter Nervenversorgung mit „geeigneten Parametern" eine Muskeltransformierung hin zu schnellen Muskelfasertypen II nachgewiesen werden. Aufgrund der sportwissenschaftlichen Literatur lässt sich die Muskeltransformierung nach Kleinöder et al. (Kleinöder, Kreuzer, & Mester, 2006, S. 33) kontrovers diskutieren.

3.4.3.5 Training Muskelfasertyp II

Es gibt Belege darüber, dass durch das EMS-Training vor allem die schnellzuckenden Muskelfasertypen II trainiert werden. So werden nach Kleinöder et al. (Kleinöder, Kreuzer, & Mester, 2006, S. 24-34) die Typ-II Fasern beim EMS-Training im Gegensatz zum willkürlichen Training zuerst zur Kontraktion erregt. Diese Theorie beruht nach Kleinöder et al. vor allem auch auf seinen weiteren einbezogenen Studien von St. Pierre et al. (1986), Cabric, Appell und Resic (1988), Enoka (1988), Sinacor et al. (1990), Magyarosy und Schnitzer (1990), Appell (1992) und Bossert und Jenrich und Vogedes (2006).

3.4.3.6 Anwendung

Die Anwendung des EMS-Trainings ist in den meist publizierten Studien isometrisch. Dies kann daran liegen, dass das EMS-Training vorwiegend seinen bisherigen Einsatz im rehabilitativen Training findet. Zudem sind Studiendesigns für die dynamische Anwendung des EMS-Trainings wegen der Stimulations– und Bewegungsabstimmung, schwierig zu führen.

Alle zuvor genannten Studien wurden isometrisch absolviert.

Die im folgenden Punkt genannte Studie zum sportartspezifischen EMS-Training von Filipovic und Kleinöder (Filipovic & Kleinöder, 2013) wurde dynamisch absolviert und belegt, dass auch ein dynamisches sportartspezifisches EMS-Training eine Verbesserungen der Maximalkraft aufweist.

3.4.4 Effizienter trainieren mit EMS

3.4.4.1 Schnellkraft, Sprungkraft, Explosivkraft (Sprintfähigkeit)

Neuste Studien von Filipovic und Kleinöder (Filipovic & Kleinöder, 2013) an Profi- Fußballern belegen, dass Profispieler durch das dynamische EMS-Training in ihrer Kraftfähigkeit an der Beinpresse (+30,07±17,36%), Sprintfähigkeit (-4,37±4,41% in sek), Sprungfähigkeit (+9,14±9,36% in cm) und Schussfähigkeit (+16,3±6,7% in km/h) steigern.

Nach der Studie Martinez et al. (Martínez-López, Benito-Martínez, Hita-Contreras, Lara-Sánchez, & Martínez-Amat, 2012) hat ein dynamisches EMS-Training mit jungen Sprintern und Hürdenläufern oder in der Studie von Babault et al. (Babault, Cometti, Bernardin, Pousson, & Chatard, 2007) mit Rugby-Spielern auch eine Verbesserung der Sprung-, Schnell- und Explosivkraft bewirkt.

Brocherie et al. (Brocherie, Babault, Cometti, Maffiuletti, & Chatard, 2005) absolvierte das isometrische EMS-Training mit Eishockeyspielern und konnte auf der 10m-Strecke zwar eine Verbesserung der Sprintgeschwindigkeit im Skating von 4,8% feststellen, jedoch trat eine Reduzierung der Sprungkraft auf.

Herrero et al. (Herrero, Izquierdo, Maffiuletti, & García-López, 2006) absolvierte ein dynamisches EMS-Training an untrainierten Personen und konnte eine Verbesserung der Sprintgeschwindigkeit von 2,3% feststellen.

3.4.4.2 Sportartspezifisches Training

Wie bereits aufgeführt, wurden die Studien an Profi-Sportlern absolviert. Das EMS-Training wurde in den Studien immer mit ihren sportartspezifischen Trainingseinheiten kombiniert, sodass das EMS-Training zusätzlich isometrisch (Brocherie, Babault, Cometti, Maffiuletti, & Chatard, 2005) absolviert oder durch dynamische sportartspezifische Bewegungen kombiniert (Filipovic & Kleinöder, 2013) werden kann.

In der Schlussfolgerung wurde festgestellt, dass das EMS-Training eine gute und effiziente Ergänzung zur jeweiligen Sportart bietet.

3.4.4.3 Kraftausdauer

In der Studie von Porcari et al. (Porcari, Miller, Foster, Gibson, McLean, & Kernozek, 2005) wurde das EMS-Training bezüglich der Rumpfkraft analysiert. Dabei wurden 40 EMS-Trainingseinheiten an der Rumpfmuskulatur über 8 Wochen hinweg mit Frequenzen zwischen 50 und 70 Hz absolviert. Die EMS-Trainingsgruppe konnte einen Zuwachs der Kraftausdauer der Bauchmuskulatur von 100% erreichen. Die Kontrollgruppe erreichte einen Zuwachs von nur 28%.

In der Multicenterstudie von Vatter (Vatter, 2010, S. 54-180) wurde die Veränderung der Maximalkraft und Kraftausdauer anhand von 144 Probanden über 6 Wochen mit einem jeweils zweimal pro Woche einstündigen EMS-Training untersucht. Dabei steigerte sich die EMS-Trainingsgruppe gegenüber der Kontrollgruppe in der Maximalkraft um 10,9% und in der Kraftausdauer um 63,3%.

Nach der Studie von Vatter (Vatter, 2010, S. 30) wird „ein gezieltes Training der Schnellkraft und Kraftausdauer, insbesondere im Bereich der unteren Extremitäten, mit guten Effekten (Andrianowa et al., 1974; Felder, 1995; Maffiuletti et al., 2000; Maffiuletti et al., 2002)" beobachtet. Jedoch gibt es auch Studien, „die keine oder dieselben Kraftsteigerungen durch EMS-Training gegenüber Willkürkontraktion (Walmsley et al., 1984; Nobbs & Rhodes, 1986; Dittmann & Freitag, 1992; Prince et al., 1998; Willoughbey & Simpson, 1998; Porcari et al., 2002) ermittelten".

4 Methodik

Im Rahmen dieser Arbeit soll eine randomisierte Studie über die Effekte eines EMS-Trainings auf die Rückengesundheit von Beschäftigten mit sitzender Tätigkeit geführt werden.

Dazu wurden aus dem Studio bestehende Mitglieder ausgewählt, die vorwiegend einer sitzenden Tätigkeit von mindestens 5 Arbeitsstunden nachgehen. Es wurde darauf geachtet, dass sie einen Tarif zwei Trainings pro Woche haben sowie seit drei bis sechs Monaten Erfahrungen mit dem EMS-Training sammeln konnten. Als Voraussetzung dieser Studienteilnahme galten auch Vorbeschwerden im Rückenbereich, auf die in den nachfolgenden Einschlusskriterien näher eingegangen wird.

Die Studiendauer betrug 9 Trainingswochen und begann am Anfang der KW 48/2013 und schloss ab in der KW 04/2014.

Die Gruppeneinteilungen der Probanden wurden ausgelost.

4.1 Einschlusskriterien

- Beschäftigte mit sitzender Tätigkeit (mehr als 5h pro Arbeitstag)
- Erfahrung seit drei bis sechs Monaten mit EMS-Training
- Probanden mit Vorbeschwerden im Rückenbereich aufgrund muskulären Dysbalancen, muskulärer Verspannungen oder abgeschwächter Rückenmuskulatur, die durch ein Training der Rückenmuskulatur positiv beeinflusst werden
- Vorhandensein eines oder mehrerer Krankheitsbilder:
    - HWS-Syndrom
    - BWS-Syndrom
    - LWS-Syndrom
    - Lumbalgie (Hexenschuss)
    - Bandscheibenvorfall/ -vorwöllbung (mit abgeschlossener Heilbehandlung)
    - Unphysiologische Kyphose und Lordose
    - Ischialgie (kein Vorhandensein einer Entzündung)

- Skoliose
- Beinlängendifferenz

4.2 Ausschlusskriterien

- Beschäftigte mit weniger als 5h sitzender Tätigkeit pro Arbeitstag
- Probanden ohne Vorbeschwerden im Rückenbereich
- Krankheitsbilder mit:
  - Entzündlichen Prozessen
  - Keiner abgeschlossenen Heilbehandlung
  - Keiner abgeschlossenen Wundheilung
- Allgemeine Kontraindikationen für das EMS-Training

4.3 Messverfahren

Die einzelnen Messverfahren sind im Anhang ausführlich beschrieben.

Vor Beginn und nach Abschluss der Studie mussten alle Probanden sich einer Vortestung und einem Retest unterziehen.

Bestandteile der Testungen waren eine schriftliche Befragung (Anhang 9 & Anhang 10) aller Probanden zur Tätigkeit (Art/ Belastung) und zu bestehenden Vorbeschwerden im Rückenbereich (Beschwerdehäufigkeit, -intensität).

Die Beschwerdeintensität wurde nach einer Selbsteinschätzung der Schmerzen durch die Probanden nach der numerischen Rating-Skala (NRS) mit einer Skalierung von 0-10 durchgeführt. Dabei hat der Proband bei 0 keine Schmerzen und bei 10 am stärksten vorstellbare Schmerzen. (Kröner-Herwig, et al., 1996)

Anbei erhielten sie einen Befindlichkeitstest nach Zerssen (Anhang 8).

Alle Probanden wurden einer Kraftausdauerdiagnostik mit Metronom nach Spring (Spring, Dvorák, Dvorák, Tritscher, & Villiger, 1997) (Anhang 4) und einer manuellen Beweglichkeitsdiagnostik mit einem Goniometer nach Janda (Janda, 2000) (Anhang 6) unterzogen.

Als Verlaufskontrolle diente die Messung der anthropometrischen Daten mit der Tanita-Waage, nach dem Körpergewicht, dem Körperfettanteil und dem Muskelanteil. Die Blutdruckmessung am Blutdruckgerät „Medisana MTC" diente als Verlaufskontrolle.

4.4 Durchführung

Nach der ersten Testung absolvierten 26 Probanden ihr neunwöchiges EMS-Training im Studio an den Geräten von „XBody" von der Firma „Bodyficient GmbH".

4.4.1 Trainingsdaten

Der Trainingsumfang betrug neun Wochen mit 16 Trainingseinheiten. Die Trainingshäufigkeit betrug möglichst zwei Trainingseinheiten pro Woche. Weil die Weihnachtszeit und der Jahreswechsel in Mitten der Studie lagen, absolvierten die Probanden in diesen beiden Wochen jeweils nur eine Trainingseinheit. Die Trainingsdauer umfasste 25 Minuten Training.

Das Training fand in der Regel in kleinen Gruppen von zwei bis zu maximal vier Teilnehmern statt, die parallel in einem Raum trainierten und dies als Motivationssteigerung der Probanden angesehen werden kann. In Ausnahmefällen fanden Einzeltrainings statt, sobald sich für einen Termin nicht genügend Probanden fanden.

Außerhalb der Studie durften die Probanden keinerlei zusätzlichen sportlichen Belastung nachgehen. Zwischen den beiden EMS-Trainingseinheiten musste immer eine mindestens 24-stündige Regenerationspause liegen.

Das An- und Ausziehen der Westen für das EMS-Training sowie das Einstellen der EMS-Geräte von „XBody" erfolgte über eigens dafür geschultes Personal des Studios.

Das Training beider Studiengruppen wurde immer von einem mit der Studie vertrauten Personal-Trainer angeleitet, sodass immer eine saubere Übungsausführung und Trainingsform sichergestellt wurde.

4.4.2 Training Gruppe R (EMS-Rücken-Gruppe)

In Gruppe R begannen 13 Probanden das spezielle Rückentraining, das sich gestaltete aus:

- Einem 1x wöchentlichen EMS-Krafttraining mit einer Trainingsdauer von 20 Minuten und mit ausgewählten Kräftigungsübungen, welche im Anhang 2 nachprüfbar sind, im Programmmodus „Muskelaufbau".
- Einem 1x wöchentlichen EMS-Ausdauertraining mit einer Trainingsdauer von 20 Minuten auf dem Crosstrainer, im Programm „Stoffwechsel". Der Ellipsen-Crosstrainer von „LifeFitness" wurde auf Level 8 mit einer Geschwindigkeit von mind. 7,5 km/h eingestellt.
- Nach jedem EMS-Kraft- oder EMS-Ausdauertraining erfolgte ein EMS-Dehntraining mit einer Trainingsdauer von jeweils 5 Minuten und ausgewählten Dehnübungen mit dem PI-Effekt, die im Anhang 3 nachschlagbar sind, im Programm „Massage".

4.4.3 Training Gruppe N (normale EMS-Gruppe)

In Gruppe N begannen 12 Probanden, ihr bisheriges EMS-Training zu absolvieren. Dabei verfolgten sie keinen Trainingsplan und konnten wie zuvor auch zwischen den folgenden Möglichkeiten des Trainings wählen:

- Training mit 25 Minuten Dauer auf einem Ausdauergerät nach Wahl (Ellipsen-Crosstrainer von „LifeFitness", Laufband von „TechnoGym", Wave von „TechnoGym") im Programm „Stoffwechsel" oder im Programm „Muskelaufbau"
- Training mit 25 Minuten Dauer im Stand und/oder auf dem Boden mit nicht vorgegebenen EMS-Trainings-Übungen im Programm „Muskelaufbau"

4.4.4 Programmeinstellungen

Je nach Programmodus bei den „XBody" EMS-Geräten gestaltete sich das Training mit unterschiedlichen Impulsen. Deshalb werden im Folgenden die Impulsdaten zu jedem Programmodus erwähnt.

„Muskelaufbau":

Impulsart: bipolar; Impulsdauer: 7 sec; Impulspause: 3 sec; Frequenz: 80 Hz; Impulsbreite: 350 µs; Anstiegszeit: 0,0 sec

„Stoffwechsel":

Impulsart: bipolar; Impulsdauer: kontinuierlich; Frequenz: 7 Hz; Impulsbreite: 350 µs; Anstiegszeit: 0,0 sec

„Massage":

Impulsart: bipolar; Impulsdauer: 1 sec; Impulspause: 1 sec; Frequenz: 100 Hz; Impulsbreite: 150 µs; Anstiegszeit: 0,0 sec

Die Stimulationsintensität des jeweiligen zu stimulierenden Körpersegments richtete sich nach der Borg-Skala (Borg, 1998). Dabei sollte das subjektive Empfinden der Einstellungswerte zwischen „etwas anstrengend (13)" und „anstrengend (15)" liegen.

4.4.5 Ende Durchführung

Während der Studie fanden 6 krankheitsbedingte Dropouts statt.
Nach Ende des Trainingszeitraums von 9 Wochen erfolgte der Retest zur Kontrolle der erzielten Trainingseffekte. Dieser fand mindestens ein Tag und bis zu drei Tagen nach der letzten Trainingseinheit statt.

4.5 Probandenanalyse

An der Studie nahmen 26 Probanden (13 Frauen und 13 Männer) mit einem Durchschnittsalter von 38,42 Jahren teil.

Während der Studie gab es 6 Drop Outs (4 Frauen, 2 Männer), sodass die folgenden Werte der Probandenanalyse aufgrund der sonst nicht wissenschaftlichen Verwendung im späteren Kontext nur mit den übrig gebliebenen ergebnisrelevanten 20 Probanden durchgeführt wird.

4.5.1 Geschlechtsverteilung und Alter

Tabelle 1: Probandenanalyse Geschlechtsverteilung und Alter

	Frauen	Männer	Alter
Gruppe R	6	5	38,55
Gruppe N	3	6	41,78
gesamt	9	11	40,16

Somit betrug das Durchschnittsalter der Probanden beider Gruppen ein Alter von 40,16 Jahren. Die Gruppe R war im Durchschnitt etwas jünger (38,55 Jahre) im Gegensatz zur Gruppe N (41,78 Jahre). Da die Probanden den jeweiligen Gruppen zugelost wurden, ergab sich ein ungleiche Verteilung. So waren in der Gruppe R sechs Frauen und fünf Männer (anfangs neun Frauen und fünf Männer) und in der Gruppe N befanden sich drei Frauen und sechs Männer (anfangs vier Frauen und acht Männer).

4.5.2 Anamnese

Alle Probanden mussten vor der Teilnahme an der Studie einen Anamnesebogen des Studios ausfüllen, der im Anhang einsehbar ist. Aus diesem musste ersichtlich werden, dass keine absoluten Kontraindikationen für das EMS-Training vorliegen.

Aufgrund der Rückenschmerzen befand sich eine Probandin unter beaufsichtigtem Medikamenteneinfluss, jedoch musste diese krankheitsbedingt die Studie verlassen, sodass nach Einbezug aller ergebnisrelevanten Probanden sich kein Proband unter Medikamenteneinfluss befand.

Zudem wurde der Blutdruck der Probanden kontrolliert. Dieser lag im Durchschnitt bei 136/83 mmHg.

4.5.3 Arbeit und deren Auswirkung

Im Durchschnitt befinden sich die Probanden 6,29h pro Arbeitstag in sitzender Tätigkeit. Dabei gab es keinen großen Unterschied zwischen der Gruppe R (6,36h) und der Gruppe N (6,22h).

Während dieser Arbeit fühlten sich zu Beginn dieser Studie 13 der 20 ergebnisrelevanten Probanden gestresst. Bei diesen 13 Probanden sind nach einer Selbsteinschätzung die Rückenverspannungen durch ihre Arbeit aufgetreten.

4.5.4 Vorbeschwerden Rücken

Tabelle 2: Probandenanalyse Vorbeschwerden Rücken

		HWS-Syndrom	LWS-Syndrom	Lumbago	Protrusion/ Prolaps	Ischialgie
Gruppe R	Anzahl	7	10	0	2	5
	Häufigkeit Leben	-	-	0	-	3,2
	Häufigkeit Woche	4,57	3,6	0	4	5,8
	Intensität	4,29	4,6	0	5	7
Gruppe N	Anzahl	3	7	5	1	1
	Häufigkeit Leben	-	-	5,8	-	5
	Häufigkeit Woche	3,67	2,86	7	4	7
	Intensität	4	4,57	6,8	3	9
gesamt	Anzahl	10	17	5	3	6
	Häufigkeit Leben	-	-	5,8	-	4,1
	Häufigkeit Woche	4,12	3,23	7	4	6,4
	Intensität	4,14	4,59	6,8	4	8

Die Hälfte (10) der Probanden leidet am Halswirbelsäulen-Syndrom. Darunter sind in der Gruppe R sieben Probanden, die im Durchschnitt 4,57 Tage pro Woche mit einer Intensität nach NRS von 4,29 vorbelastet sind. In der Gruppe N befinden sich drei Probanden, bei denen die Symptome 3,67 Tage pro Woche mit einer Intensität nach NRS von 4,0 auftreten.

Beschwerden im Lendenwirbelsäulenbereich verspüren 17 der 20 ergebnisrelevanten Probanden. Jedoch mit einer geringen Häufigkeit (3,23 Tage pro Woche) und mittleren Beschwerdeintensität (4,59). Darunter sind in der Gruppe N sieben Probanden und in der Gruppe R zehn Probanden vorbelastet.

An einem Lumbago (Hexenschuss) erlitten bereits fünf Probanden. Alle fünf Probanden befanden sich in der Gruppe N. Im Durchschnitt hatten die Probanden in ihrem Leben schon 5,8mal einen Hexenschuss mit einer Intensität von 6,8.

Eine Protrusion trat schon bei zwei Probanden der Gruppe R und ein Prolaps schon bei einem Proband der Gruppe N auf. Bei allen dreien erfolgte vor Studienbeginn eine abgeschlossene Heilbehandlung. Zum Studienbeginn litten die Probanden 4mal in der Woche an ihren Beschwerden mit einer Intensität von 3,0 (Gruppe N) bis 5,0 (Gruppe R).

An einer Ischialgie erkrankten schon einmal sechs Probanden. Darunter war nur ein Proband in der Gruppe N im Gegensatz zur Gruppe R, bei denen eine Ischialgie bei fünf Probanden auftrat. Im Durchschnitt wurden die Beschwerden schon 4,1mal im Leben mit einer Intensität von 8,0 verspürt.

Sonstige Vorbeschwerden konnten bei drei Probanden mit einer Skoliose und bei vier Probanden mit einer Beinlängendifferenz festgestellt werden.

Eine unphysiologische Kyphose oder Lordose hatte keiner der teilnehmenden Probanden.

5 Ergebnisse

Das Studienziel war die gegenüberstellende Analyse der Veränderungen der Gruppe R und N. Dabei sollten vor allem die Effekte beider Gruppen graphisch dargestellt werden. Im Folgenden werden die Ergebnisse aufgeführt.

5.1 Subjektive Beschwerden aufgrund von Rückenschmerzen

Im Verlauf dieser Studie wurden insgesamt sechs Probanden (R:3; N:3) beschwerdefrei von ihren subjektiven Rückenbeschwerden.
Die *psychosoziale Belastung* ihrer Arbeit minderte sich leicht, sodass sich vorher insgesamt 13 Probanden (R:7; N:6) und nachher 12 Probanden (R:6; N:6) durch ihre Arbeit gestresst fühlten. Die Selbsteinschätzung der Ursache ihrer Rückenverspannungen aufgrund der Arbeit minderte sich von 13 (R:8; N:5) auf acht Probanden (R:6; N:2).

Tabelle 3: Ergebnis Fragebogenanalyse subjektive Rückenbeschwerden

		HWS-Syndrom		LWS-Syndrom		Lumbago		Protrusion/Prolaps		Ischialgie	
		Vortest	Retest	Vortest	Retest	Vortest	Retest	Vortest	Retest	Vortest	Retest
Gruppe R	Anzahl	7	4	10	3	0	0	2	2	5	2
	Häufigkeit Woche	4,57	2,25	3,6	3,33	0	0	4	0	5,8	2,5
	Intensität	4,29	3,25	4,6	4	0	0	5	0	7	5
Gruppe N	Anzahl	3	3	7	4	5	0	1	1	1	0
	Häufigkeit Woche	3,67	3	2,86	1,75	7	0	4	0	7	0
	Intensität	4	4,33	4,57	2,25	6,8	0	3	0	9	0
gesamt	Anzahl	10	7	17	7	5	0	3	3	6	2
	Häufigkeit Woche	4,12	2,625	3,23	2,54	7	0	4	0	6,4	1,25
	Intensität	4,14	3,79	4,59	3,13	6,8	0	4	0	8	2,5

In Tabelle 3 werden die subjektiven Rückenbeschwerden der Gruppe R und N in mit den Ergebnissen des Vortestes und des Retestes verglichen.

Aus diesen Ergebnissen ergibt sich die Abbildung 1, welche die prozentuale Verbesserung der subjektiven Rückenbeschwerden beider Gruppen gegenüberstellt.

Das *HWS-Syndrom* der Probanden aus der Gruppe R zeigte eine eindeutige Verringerung der Beschwerdehäufigkeit (50,78%) und Beschwerdeintensität (24,17%). Es konnten drei Probanden aus der Gruppe R die Studie beschwerdefrei verlassen, dies ergibt eine Verringerung des HWS-Syndroms um 42,86%.

In der Gruppe N konnte auch ein Proband die Studie beschwerdefrei im HWS-Bereich verlassen. Jedoch trat in dieser Gruppe bei einem Probanden das HWS-Syndrom auf, sodass das HWS-Syndrom nicht verringert werden konnte. Die Beschwerdehäufigkeit (18,18%) konnte verringert werden. Im Gegensatz dazu verschlechterte sich die Beschwerdeintensität um 8,33%.

Eine große Verbesserung (R:70,00%; N:42,86%) der subjektiven Rückenbeschwerden konnte beim *LWS-Syndrom* festgestellt werden. Zu Beginn der Studie litten 17 Probanden (R:10; N:7) am LWS-Syndrom. Davon konnten zehn Probanden (R:7; N:3) beschwerdefrei die Studie verlassen. Auffallend ist bei den verbleibenden vier Probanden der Gruppe N eine enorme Verringerung der Beschwerdeintensität (50,78%) sowie der Beschwerdehäufigkeit (38,75%). In der Gruppe R wurde die Beschwerdehäufigkeit um 7,41% und Beschwerdeintensität um 13,04% bei den restlichen drei Probanden gemindert.

Die zwei Probanden (Protrusion) aus der Gruppe R und die eine Probandin (Prolaps) aus der Gruppe N konnten die Studie beschwerdefrei von ihrer Rückenschmersymptomatik der *Protrusion* oder des *Prolaps* verlassen. Am Anfang litten sie wegen der degenerativen Veränderung der Bandscheiben unter der Rückenschmerzsymptomatik. Diese konnte im Verlauf der Studie komplett beseitigt werden. Somit ist eine 100,00% Verbesserung in Hinsicht der Beschwerdehäufigkeit und Beschwerdeintensität in beiden Gruppen ersichtlich.

Insgesamt konnte die Gruppe R ihre *subjektiven Rückenbeschwerden* um 40,83% vermindern und die Gruppe N um 34,22%.

Abbildung 1: prozentuale Verbesserung beider Gruppen in den subjektiven Rückenbeschwerden

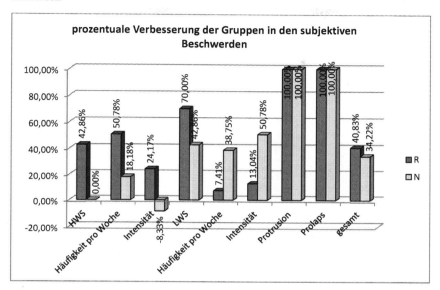

In der Einstufungsumfrage wurde auch nach schon einmal auftretenden Beschwerden eines Lumbagos (R:0; N:5) und einer Ischialgie (R:5, N:1) gefragt.

In dem neunwöchigen Zeitraum der Studie erkrankten nur zwei Probanden der Gruppe R erneut an einer *Ischialgie*. Zuvor betrugen die Beschwerdedauer der Ischialgie beider Probanden vier Tage und die Intensität 8. Beim erneuten Auftreten wurden die Beschwerdedauer mit 2,5 Tagen und die Beschwerdeintensität mit 5 angegeben.

Eine *Lumbago* trat während der Studiendauer bei keinem Probanden auf.

5.2 Befindlichkeitstest nach Zerssen

In dem Befindlichkeitstest nach der Befindlichkeitsskala von Zerssen verbesserten sich alle 20 Probanden.

Aus der Abbildung 2 ist ersichtlich, dass sich die Gruppe R kontinuierlich über den Zeitraum verbessern konnte. So erreichten die Probanden in der Vortestung einen Wert von 15,55±22 Punkte und im Retest 9,64±7,5 Punkte. Insgesamt verbesserte sie sich um 5,91±17,5 Punkte.

Im Gegensatz dazu die Gruppe N, die sich im Zwischentest nach vier Wochen vorerst verschlechterte und sich dann um insgesamt 1,22±6,5 Punkte verbesserte. In der Vortestung erreichten alle Probanden 12,44±10,5 Punkte und im Nachtest 11,22±11 Punkte.

Fasst man beide Gruppen zusammen, ist eine deutliche Verbesserung von 3,57±12 Punkte ersichtlich.

Abbildung 2: Auswertung der Veränderung der Befindlichkeit nach Zerssen

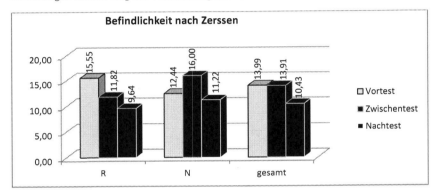

5.3 Kraftausdauerdiagnostik nach Spring

In der Kraftausdauerdiagnostik nach Spring konnten sich beide Gruppen verbessern. Die folgenden Ergebnisse werden in der Abbildung 3 dargestellt.

Die Gruppe R (78,39%±39,81) konnte sich insgesamt besser in allen Übungen steigern als die Gruppe N (30,76%±43,88).

In beiden Gruppen war die Verbesserung der Frauen (R:85,16%±35,13; N:40,44%±43,77) im Durchschnitt aller Übungen besser als die Männer (R:71,62%±38,29; N:21,09%±15,98).

Abbildung 3: gesamte prozentuale Veränderung der Kraftausdauerfähigkeit beider Gruppen

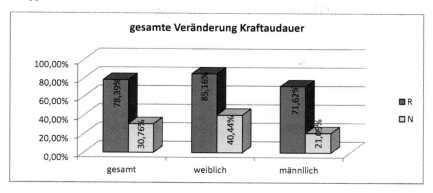

Abbildung 4 zeigt, dass eine eindeutig bessere Kraftausdauersteigung der Gruppe R gegenüber der Gruppe N in allen einzelnen Übungen, bis auf die Übung Rumpfaufrichten, vorliegt.

In der Kraftausdauerübung *Unterarmstütz* erzielte die Gruppe R eine Verbesserung der Kraftausdauer um 54,54% (±109,47). Gruppe N erreichte eine Verbesserung um 26,65% (±85,29).

Die Gruppe R konnte eine enorme Steigerung von 95,25% (±149,24) in der Übung *Sit ups* erreichen, im Gegensatz zur Gruppe N mit einer Steigerung von 16,60% (±71,26).

Bei der Kraftausdauerübung *Rumpfaufrichten* erzielte die Gruppe N (101,84%±156,20) ein besseres Ergebnis der Verbesserung der Kraftausdauerfähigkeit als die Gruppe R (82,05%±144,50).

In den *Seitstütz-Übungen* konnte sich wieder die Gruppe R (rechts:52,41%±45,45; links:64,04%±75,00) mit einer höheren Steigerung von der Gruppe N (rechts:26,69%±71,43; links:23,61%±52,23) abheben.

Auch im *einbeinigen Beckenlift* verbesserte sich die Gruppe R. Dabei ist auffällig, dass sich auf der rechten Seite (79,39%±260,71) bessere Ergebnisse als auf der linken (38,52%±81,82) erzielt wurden. Die Gruppe N konnte sich hierbei kaum verbessern (links:9,23%±91,35) bzw. verschlechtere sich sogar auf der rechten Seite um -1,20%±74,51.

In der Kraftausdauerübung *einbeinige Kniebeuge* ist der Unterschied der Verbesserung in der Gruppe N zwischen der rechten Seite von 12,99%±42,79 und der linken Seite von 57,56%±167,41 auffällig. Die Gruppe R (rechts:112,41%±175,50; links:104,49%±153,33) schnitt auch hier wieder ein ganzes Stück besser ab.

Die letzte Kraftausdauerübung war die *Schulterblattfixation*. In dieser Übung kann eine Steigerung der Kraftausdauerfähigkeit in der Gruppe R von 100,78% (±99,49) und in der Gruppe N eine Steigerung von 33,65% (±32,62) festgestellt werden.

Abbildung 4: prozentuale Veränderung der Kraftausdauerfähigkeit der einzelnen Übung beider Gruppen

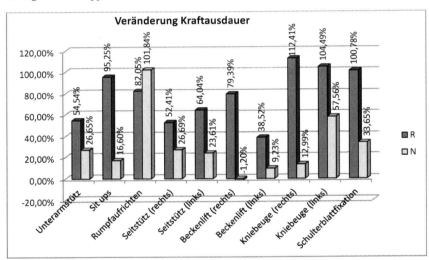

5.4 Beweglichkeitsdiagnostik nach Janda

In dieser Studie dienen zur Analyse der Dehnfähigkeit der m. pectoralis major, m. iliopsoas, m. rectus femoris und m. biceps femoris, deren Veränderung in der Abbildung 5 graphisch dargestellt ist.

Die Dehnfähigkeit nach Gradzahlangabe in der Brustmuskulatur wurde gering in der Gruppe R (3,71%±10,77) und Gruppe N (0,72%±2,27) verbessert. In der

Hüftbeugemuskulatur zeigte sich eine gute Verbesserung der Gruppe R (rechts:1,35%±2,48; links:1,30%±2,44) gegenüber der Gruppe N (rechts:-0,27%±1,02; links:0,29%±1,02). Die Dehnfähigkeit in der Gruppe R des m. rectus femoris links besserte sich um 6,21% ±9,14 im Gegensatz zur rechten Seite von 3,31% ± 5,89. In der Gruppe N trat eine minimale Verbesserung der rechten Seite (0,96% ± 2,81) und der linken Seite um 0,38% ± 4,39 auf. In der Kniebeugemuskulatur kristallisierte sich eine Verbesserung der Dehnfähigkeit in der Gruppe R (rechts:4,77%±12,12; links:7,79%±17,05) heraus. Die Gruppe N (rechts:-0,43%±4,17; links:-0,31%±3,78) verschlechterte sich minimal.

Abbildung 5: prozentuale Verbesserung der Dehnfähigkeit einzelner Muskeln in den Gradangaben beider Gruppen

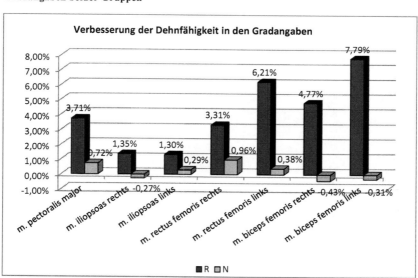

5.5 Anthropometrische Daten

Die anthropometrischen Daten dienten nur als Verlaufskontrolle der Studie.

Aus ihnen ist jedoch in Abbildung 6 ersichtlich, dass sich die Probanden beider Gruppen im Körpergewicht (-0,07%) nicht veränderten. Der Körperfettanteil wurde um insgesamt -0,47% und die Muskelmasse um 0,39% verbessert.

Auffallend ist dabei, dass die Gruppe R besser abschneidet als die Gruppe N.
Gruppe R konnte ihren Fettanteil um -1,15% reduzieren und ihre Muskelmasse um 0,94% aufbauen.
Die Gruppe N baute allerdings 0,22% Fett auf und verlor -0,16% an der Muskelmasse.

Abbildung 6: prozentuale Veränderung der anthropometrischen Daten beider Gruppen

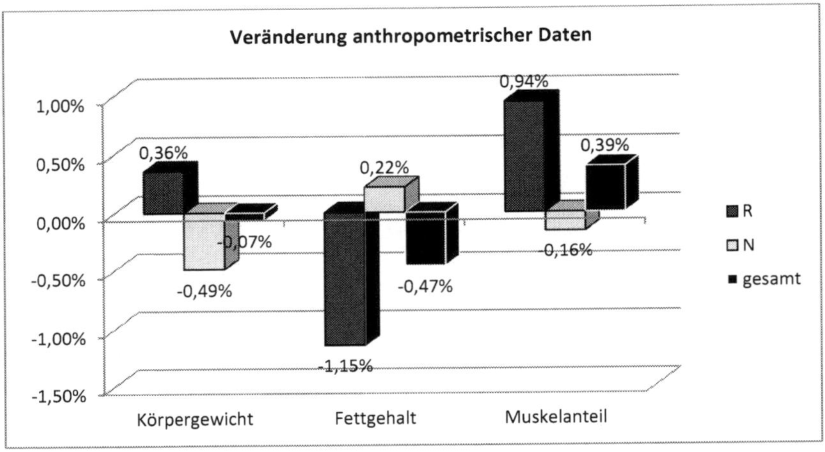

Der Blutdruck konnte systolisch um -0,96% (R:-1,10%; N:-0,81%) und diastolisch um -2,12% (R:-3,18%; N:-1,07%) verbessert werden.

6 Diskussion

Im Folgenden werden die Ergebnisse bewertet und diskutiert. Dabei sollen vor allem die Effekte der Gruppe R mit dem speziellen EMS-Rückentraining der Gruppe N mit dem normalen EMS-Training gegenüber gestellt werden. In dieser Diskussion erfolgt vorerst eine kurze Bewertung und Diskussion der einzelnen und der gesamten Effekte des EMS-Trainings auf die Rückengesundheit. Dabei wird vorwiegend diese Studie mit der Multicenterstudie von Vatter (Vatter, 2010) aufgrund der ähnlichen Analysepunkte verglichen. Danach soll diese Studie mit der Studie zur Reduzierung von Rückenbeschwerden von Boeckh-Behrens (Boeckh-Behrens, Grützmacher, & Sebelefsky, 2002) verglichen werden, bevor mit der Methodenkritik abgeschlossen wird.

6.1 Effekte des EMS-Trainings auf die Rückengesundheit

Das EMS-Training ist eine effektive Methode zur Linderung und Prävention von Rückenbeschwerden bei Beschäftigten mit sitzender Tätigkeit. In dieser Studie zeigte sich, das neben den sehr guten Ergebnissen der Gruppe R, auch die Gruppe N, mit dem normalen EMS-Training vorwiegend gute Ergebnisse erreichte.
Das speziell entwickelte EMS-Rückentraining der Gruppe R erwies sich als eine äußerst effektive Trainingsform für die Rückengesundheit im Gegensatz zur Gruppe N und beantwortet damit die Fragestellung dieser Arbeit.
Die Effekte der Gruppe R gegenüber der Gruppe N werden einzeln in den folgenden Kapiteln kurz bewertet und mit wissenschaftlichen Studien verglichen.

6.1.1 Effekte auf die subjektiven Rückenbeschwerden

Das Ergebnis, dass insgesamt sechs Probanden (R:3; N:3) während des Studienzeitraums beschwerdefrei von allen Rückenschmerzsymptomen wurden, zeigt, dass das EMS-Training zur Linderung von Rückenschmerzen beiträgt.
Die Probanden aus der Gruppe R konnten dabei in allen gemessenen Beschwerdeveränderungen (Anzahl, Häufigkeit, Intensität) besser mit einer Minderung von

40,83% abschneiden, als die der Gruppe N von 34,22%. Besonders nennenswert sind die Effekte der Gruppe R in den Beschwerdebereichen der Halswirbelsäule und Lendenwirbelsäule, welche die Hauptbeschwerden bei Beschäftigten in sitzender Tätigkeit ausmachen. Es konnten aus dieser Gruppe drei Probanden (42,86%) ohne HWS-Syndrom, sieben Probanden (70%) ohne LWS-Syndrom und zwei Probanden (100%) ohne Rückenschmerzsymptomatik ihrer Protrusion die Studie verlassen. In der Gruppe N konnten aber auch drei Probanden (42,86%) die Studie ohne LWS-Syndrom und eine Probandin (100%) ohne Rückenschmerzsymptomatik ihres Prolaps die Studie beschwerdefrei abschließen. Das Verschlechtern der Beschwerdeintensität beim HWS-Syndrom der Gruppe N erfolgte durch das Hinzukommen einer akuten Symptomatik bei einem Probanden. Damit ist die Veränderung der Beschwerden des HWS-Syndroms in der Gruppe N als nicht aussagekräftig zu betrachten.

Es zeigt sich, dass das spezielle EMS-Rückentraining der Gruppe R eine effektivere Methode zur Verbesserung der subjektiven Rückenbeschwerden bei Beschäftigten mit sitzender Tätigkeit als das normale EMS-Training der Gruppe N ist.

Diese gewonnenen Ergebnisse decken sich mit den Ergebnissen der Multicenterstudie Vatters (Vatter, 2010, S. 189f) und deren Literaturvergleich mit den Befunden von Grützmacher (Grützmacher, 2002) und Sebelefsky (Sebelefsky, 2002). Jedoch konnte in dieser Studie die Veränderung des HWS-Syndroms bessere Effekte erzielen. Dies kann an der verschiedenen Verwendung von EMS-Geräten liegen. In dieser Studie wurde das EMS-Gerät von „XBody" verwendet, bei dem eines der Elektrodenpaare am m. trapezius fixiert ist und sich damit als eine erfolgreiche Anbringung zur Linderung des HWS-Syndroms erweist.

Der Fragebogen wurde selbst verfasst und erfolgte nach dem System der numerischen Ratingskala. Aufgrund dessen wären die Fragestellungen und die daraus resultierenden Ergebnisse diskutierbar in ihrer wissenschaftlichen Aussagekraft, da auch externe Einflussgrößen, wie die psychosozialen Belastungen im Verlauf der Studie nicht kontrollierbar waren.

6.1.2 Veränderung im Befindlichkeitstest nach Zerssen

In der Befindlichkeit nach Zerssen konnten die Probanden auch eine Verbesserung erreichen. So befanden sich anfangs die Probanden der Gruppe R bei 15,55 Punkten, was eine eher unzufriedene Befindlichkeit und Stimmung ausdrückt. Während der Studie konnte diese auf 9,64 Punkte gemindert werden, was in einer guten Stimmung und zufriedenen Befindlichkeit resultiert. Auch die Probanden der Gruppe N konnten sich von 12,44 Punkten auf 11,22 Punkte verändern. Damit lässt sich feststellen, dass das spezielle EMS-Rückentraining einen erfolgreicheren Effekt auf die Befindlichkeit und Stimmung der Probanden hatte als die der Gruppe N.

Diese Ergebnisse entsprechen den Präventionsansätzen von Lahad et al. (Lahad, Malter, Berg, & Deyo, 1994), dass durch Training und Bewegung die Stimmung verbessert werden kann. Weiterführend wird durch die gute Stimmung und zufriedene Befindlichkeit auch die Schmerzwahrnehmung verändert, was die sehr guten Ergebnisse in der Fragebogenanalyse der subjektiven Rückenbeschwerden bekräftigt. Auch in der Multicenterstudie Vatters (Vatter, 2010, S. 186f) konnte eine verbesserte Stimmung und ein besseres Körpergefühl nach einem sechswöchigen EMS-Training festgestellt werden.

Dieser Befindlichkeitstest nach Zerssen war nur eine Momentaufnahme der Probanden und kann damit als diskutierbar in seiner Aussagekraft betrachtet werden, da externe Einflussfaktoren (z.B. psychosoziale Belastungen) oder Tagesverfassungen das Ergebnis beeinflussen könnten. Auch lässt sich in Frage stellen, ob ein anderer Befindlichkeitstest, wie z.B. die Neutral-Null-Methode, in dieser Studie besser angebracht wäre und mehr Aussagekraft ausdrücken würde.

6.1.3 Effekte auf die Kraftausdauerfähigkeit nach Spring

In der Kraftausdauerdiagnostik nach Spring konnten die Probanden der Gruppe R eine sehr gute Leistung erreichen gegenüber der Gruppe N. So verbesserten sich die Probanden mit dem speziellen EMS-Rückentraining um 78,39%. Die Probanden aus der Gruppe N konnten jedoch auch eine Verbesserung von 30,76% verzeichnen. In fast allen Kraftausdauerübungen konnten die Probanden der Gruppe R prozentual bessere Steigerungen als die der Gruppe N erreichen. Herausragend sind vor allem die Kraftausdauersteigerungen der Gruppe R in der einbeinigen Kniebeuge (rechts: 112,41%; links: 104,49%), der Schulterblattfixation (100,78%) und den Sit ups (95,25%). In der Übung Rumpfaufrichten (101,84%) wurde von der Gruppe N das einzig bessere Ergebnis erreicht.

Diese Ergebnisse sind wieder vergleichbar mit der aus der Multicenterstudie Vatters (Vatter, 2010, S. 181), in welcher die Probanden nach einem sechswöchigen EMS-Training eine Kraftausdauersteigerung von 69,3% erreichten. Da das Trainingskonzept der Gruppe R vergleichbar mit einem Kombinationstraining aus EMS-Training und dem willkürlichen Training angesehen werden kann, können auch in der Literatur von Vatters (Vatter, 2010, S. 181) die Studien von Benner (Benner, 2003), Stötzel (Stötzel, 2003), Walz (Walz, 2003) und Niewöhner (Niewöhner, 2003) die sehr guten Kraftausdauersteigerungen in etwa bestätigt werden. Auch in der Studie von Pocari et al. (Porcari, Miller, Foster, Gibson, McLean, & Kernozek, 2005) wurden Kraftausdauerzuwächse der Bauchmuskulatur von 100% analysiert.

Auffallend in dem geschlechterspezifischen Vergleich dieser Studie ist, dass die Frauen in beiden Gruppen eine eindeutige bessere Steigerung erzielten. Das gleiche Phänomen konnte auch in der Multicenterstudie Vatters (Vatter, 2010, S. 181f) festgestellt werden. Er erklärte dies aufgrund der mangelnden Krafttrainingserfahrung seiner Probandinnen. In dieser Studie hatten die Probandinnen jedoch schon vorweg seit mindestens 3 Monaten Erfahrungen mit dem EMS-Training und vollzogen einen anderen Kraftausdauertest.

Die Kraftausdauerdiagnostik nach Spring wurde immer nach einer mindestens 24-stündigen Regenerationspause der Muskulatur absolviert. Die Testungen erfolgten immer am gleichen Werktag und zur gleichen Tageszeit. Die umgebende Atmosphäre, wie kein Vorhandensein von Musik oder das Verhalten des Testers, wie z.B. keine Motivationsgesten, keine Vorgabe von Werten oder Vorsage der zuvor erreichten Werte, war innerhalb der Testungen immer gleich. Jedoch wären auch hier die psychosozialen Belastungen in ihrem Einfluss auf die Ergebnisse diskutierbar. In der Übung Beckenlift der Gruppe N wurden die Ergebnisse von einem muskulären Krampf einer Probandin, der ein Weiterführen der Übung verhinderte, beeinflusst. Bei den Seitenunterschieden in der Kraftausdauerfähigkeit war die beginnende Übungsseite entscheidend. Bei allen Kraftausdauerübungen von Spring handelt es sich um keine Kraftausdauerfähigkeit isolierter Muskeln, sondern immer um ein Zusammenspiel zwischen Agonist, Antagonist und Synergist. Deswegen kann die zuletzt absolvierte Übungsseite als beeinflussend von der ersten betrachtet werden. Somit kann diskutierbar sein, ob eine andere Kraftausdauertestung angebrachter und daraus dieselben Veränderungen resultiert wären.

6.1.4 Effekte auf die Beweglichkeitsfähigkeit nach Janda

Die manuelle Beweglichkeitsdiagnostik nach Janda diente zur Erfassung von Muskelverkürzungen. Dabei konnte eine deutliche Verbesserung der Dehnfähigkeit während des Studienzeitraumes in der Gruppe R festgestellt werden. Es verbesserte sich vor allem die Dehnfähigkeit der Kniebeuge- und Kniestreckmuskulatur. Auffallend ist dabei, dass die linke Seite der Probanden zuvor mehr Muskelverkürzungen entgegen der rechte hatte. Diese wurden jedoch ausgeglichen, weswegen sich die Dehnfähigkeit der Muskulatur auf der linken Seite (m. rectus femoris: 6,21%; m. biceps femoris: 7,79%) auch mehr verbesserte entgegen der rechten (m. rectus femoris: 3,31%; m. biceps femoris: 4,77%). Auch die so oft bei Beschäftigten mit sitzender Tätigkeit zu verkürzte Brustmuskulatur konnte sich in der Dehnfähigkeit um 3,71% verbessern.

In der Gruppe N waren fast keine Veränderungen der Dehnfähigkeit ersichtbar, außer in der rechten Kniestreckmuskulatur konnten sich die Probanden um 0,96% steigern. Dies könnte daran liegen, dass aus der normalen EMS-Gruppe keiner das Programm „Massage" an dem EMS-Gerät von „XBody" absolvierte.

Die Probanden der Gruppe R konnten die besseren Rückenschmerzlinderungen feststellen, sodass sich diese Ergebnisse der Verbesserung der Dehnfähigkeit nach der Studie von Larsen et al. (Larsen, Bø, Glomsrød, Lønn, & Soukup, 2001) in Bezug auf eine verbesserte Dehnfähigkeit zur Linderung von Rückenbeschwerden vergleichen lassen kann. Im Bereich des EMS-Trainings konnten keine publizierten Studien zur Dehnfähigkeit gefunden werden.

Es lässt sich in Frage stellen, ob ein reines Dehnprogramm ohne EMS die gleiche oder effektivere Veränderung der Dehnfähigkeit erbringt als die Kombination des EMS-Trainings mit den Dehnungsübungen.

6.1.5 Veränderung der anthropometrische Daten

Die anthropometrischen Daten veränderten sich bei den Probanden nur gering. Auch hier schnitten die Probanden der Gruppe R wieder besser ab als die der Gruppe N. Das Körpergewicht blieb in beiden Gruppen fast gleich (R: 0,36%; N: -0,49%). Der Fettgehalt konnte jedoch um 1,15% in der Gruppe R gemindert werden. Auch der Muskelanteil konnte in dieser Gruppe um 0,94% erhöht werden. Hingegen dazu die Gruppe N, bei der sich der Fettangehalt (0,22%) und Muskelanteil (-0,16%) kaum veränderte.

Aufgrund des Studienzeitraums über die Weihnachtszeit könnten die *anthropometrischen Daten* durch die Ernährung und geminderte Aktivität der Probanden in ihrem Fettgehalt beeinflusst worden sein. In dieser Weihnachtszeit konnte wegen der privaten Angelegenheiten der Probanden nur ein Trainingsreiz pro Woche stattfinden. Aus sportwissenschaftlicher Sicht gesehen, wäre es diskutierbar, ob dies einen Einfluss auf den Muskelaufbau hatte.

Diese Ergebnisse sind vergleichbar mit der Studie von Pocari (Porcari, Miller, Foster, Gibson, McLean, & Kernozek, 2005) und der Multicenterstudie Vatters (Vatter, 2010, S. 183f). Auch hier konnten nur geringe bis keine Veränderung der anthropometrischen Daten nach einem mehrwöchigen EMS-Training festgestellt werden. Vatter verweist in seiner Literatur auch auf gleiche Ergebnisse bei Treu (Treu, 2002), Benner (Benner, 2003), Stötzel (Stötzel, 2003), Walz (Walz, 2003) und Niewöhner (Niewöhner, 2003).

6.1.6 Bewertung und Zusammenhang aller Effekte

Aus dem gegenwärtigen Kenntnisstand (u.a. Donchin, Woolf, Kaplan, & Floman, 1990; Larsen, Bø, Glomsrød, Lønn, & Soukup, 2001; Hess & Hecker, 2003; Lahad, Malter, Berg, & Deyo, 1994) dieser Studie lässt sich sagen, dass die Rückengesundheit positiv beeinflusst werden kann, durch die Bewegung, den Kraftzuwachs der Rückenmuskulatur sowie deren umgebende Muskulatur, der Dehnfähigkeit als auch dem Wohlbefinden des jeweiligen Menschen. Diese Studie zeigt, dass die Gruppe R mit dem speziellem EMS-Rückentraining sich in allen oben genannten Faktoren eindeutig verbessern konnte.

Die Kraftausdauerfähigkeit aller Probanden konnte sich erhöhen, jedoch stellt sich die Frage, warum die anthropometrischen Daten, vor allem der Muskelanteil relativ gleich geblieben ist. Maffiuletti et al. (Maffiuletti, Pensini, & Martin, 2002) analysierte mit seiner EMG-Messung, dass nach dem EMS-Training eine erhöhte neuromuskuläre Aktivierung im Muskel herrscht. Dies belegen in der Multicenterstudie Vatters (Vatter, 2010, S. 31) auch weitere Untersuchungen (u.a. Strass & Strojnik, 1991; Hortobagyi et al., 1998; Prince et al., 1998; Voss & Witt, 1998), dass eine positive Leistungssteigerung für Maximal-, Schnell- und Sprungkraft auf der Grundbasis der neuromuskulären Aktivität erfolge. Auch in der Studie von Fehr (Fehr, 2010, S. 123) wird davon ausgegangen, dass eine neuronale Adaptation und der Lernprozess zu diesem Phänomen führt.

Die sechs erfolgten Dropouts in der Studie können als überdurchschnittlich gut bewertet werden, denn üblicherweise betragen die Aussteigerzahlen innerhalb der ersten Woche bei Fitness-Programmen 40-60% (Pahmeier, 1998).

6.2 Vergleich mit der Studie von Boeckh-Behrens (2002)

Diese Studie und die Studie von Boeck-Behrens (Boeckh-Behrens, Grützmacher, & Sebelefsky, 2002) unterschieden sich in ihrem Studiendesign. So wurde in der Studie von Boeckh-Behrens ein sechswöchiges EMS-Training mit einer Dauer von 45 Minuten und nur statischen Übungen am EMS-Gerät „Bodytransformer" absolviert. In dieser Studie fand ein neunwöchiges, 25-minütiges, dynamisches

EMS-Training am EMS-gerät „XBody" statt. Es unterscheiden sich auch die Impulseinstellungen an dem jeweilig verwendeten EMS-Gerät. Vergleichbar sind einige Messverfahren, wie z.B. die Fragebogen-Analyse zu den subjektiven Rückenbeschwerden und die anthropometrische Messung. Dabei erzielte Boeckh-Behrens vergleichbare Ergebnisse. Die Rückenbeschwerden minderten sich bei 89% der Probanden, darunter konnten 39% eine starke Minderung feststellen. Die Beschwerdehäufigkeit und Intensität konnte sich genau wie in dieser Studie leicht bei allen mindern. In dieser Studie konnten 30% der Probanden eine starke Minderung der Beschwerden und zwar die Beschwerdefreiheit feststellen. Die besten Ergebnisse der Rückenschmerzlinderung erfolgten in beiden Studien im Bereich der Lendenwirbelsäule. In den anthropometrischen Daten traten in dieser und der Studie von Boeck-Behrens kaum Veränderungen auf.

6.3 Methodenkritik

Es wäre zu überdenken, ob die *geringe Anzahl der ergebnisrelevanten Probanden* und die *Heterogenität der Beschwerden* die Aussagekraft der Ergebnisse mindern und ob eine höhere Trainingsbereitschaft Probanden das Ergebnis verändert hätte. Es lässt sich aber feststellen, dass in der Übung Rumpfaufrichten das gute Ergebnis der Gruppe N aufgrund einer Probandin mit einem sehr gutem Ergebnis entstand. Auch der Vergleich zwischen der rechten und linken Übungsseite im einbeinigen Beckenlift und der einbeinigen Kniebeuge zeigt durch die großen Seitenunterschiede, dass an der Studie eventuell zu wenig ergebnisrelevante Probanden analysiert wurden.

Um bessere und auch aussagekräftigere Ergebnisse zu erreichen, wäre es möglicherweise angebracht, die *Studiendauer* zu verlängern. So bemängelt auch Carroll et al. (Carroll, Moore, McQuay, Fairman, Tramèr, & Leijon, 2003) das Fehlen von Langzeitstudien über das EMS-Training in Bezug auf die Rückengesundheit.

Das *Studiendesign* könnte überarbeitet oder erweitert werden. So wäre u.a. eine Erweiterung der Gruppenanzahl möglich. Diese weiteren Gruppen könnten z.B. im Gegenzug zu den jetzigen Gruppen ein Training auf dem Grundgerüst des

Trainingskonzeptes des Rückentrainings, jedoch ohne EMS absolvieren. Damit könnte die positive Veränderung der Kraftausdauerfähigkeit und Dehnfähigkeit der Gruppe R in Bezug auf das Trainingskonzept oder der Kombination während einer EMS-Trainingseinheit besser erläutert werden. So wäre ein Hinzufügen einer weiteren Gruppe möglich, die das Trainingskonzept der Gruppe R beinhaltet, aber nicht in einer Trainingseinheit, sondern unabhängig in zwei Trainingseinheiten das Training absolviert. Dadurch könnte analysiert werden, ob bei diesen beiden neuen Gruppen eine positivere Veränderung der Muskelhypertrophie auftritt. Denn momentan wird nach Vatter (Vatter, 2010, S. 31f) davon ausgegangen, dass „anscheinend" eine Kombination von willkürlichen Trainings und dem EMS-Training positive Ergebnisse in Hinsicht auf die Muskelhypertrophie bringt. In dieser Studie wurde das Rückentrainingskonzept mit dem EMS-Training aber während einer Trainingseinheit absolviert und nur eine geringe Muskelhypertrophie beobachtet, sodass die Aussage von Vatter nur bedingt zutrifft und weitere Studien wünschenswert wären.

7 Zusammenfassung

Fast zwei Drittel der deutschen Bevölkerung leidet an Rückenschmerzen. Durch sie entstehen unzählige AU-Tage mit enormen AU-Kosten, sodass sie bei vielen Krankenkassen als „Volkskrankheit Nummer eins" bezeichnet werden. Meistens entstehen sie durch psychosoziale Belastungen der Menschen und werden durch eine unausgeglichene schwache Muskulatur und mangelnde Bewegung noch weiter verstärkt. Deswegen stellte sich die Frage, ob durch die moderne EMS-Technologie ein spezielles EMS-Rückentraining einen positiven Einfluss auf die Rückengesundheit von Beschäftigten mit sitzender Tätigkeit hat und bessere Erfolge entgegen einem normalen EMS-Training erzielen kann.

Dafür wurden 20 beschäftigte Probanden mit vorwiegend sitzender Tätigkeit über einen Zeitraum von neun Wochen analysiert. Alle Probanden hatten Vorbeschwerden im Rückenbereich und Erfahrung mit dem EMS-Training. Sie absolvierten insgesamt 16 Trainingseinheiten mit einer Dauer von 25 Minuten. Dabei wurden zwei randomisierte Gruppen gebildet. Gruppe R bestand aus elf Probanden, die ihr EMS-Training in Verbindung mit einem speziellen Rückentrainingsplan, beinhaltet aus Kraft-, Ausdauer- und Dehntraining, absolvierten. In der Gruppe N befanden sich neun Probanden, die über den Zeitraum hinweg ihr bisheriges normales EMS-Training ohne einen Trainingsplan absolvierten.

Im Vergleich der Messverfahrenswerte von der Vortestung und dem Retest konnten in fast allen Analysen positive Ergebnisse erreicht werden. So wurden vor allem in der Gruppe R die Beschwerden des LWS-Syndroms um 70,00%, des HWS-Syndroms um 42,86% und die Rückenschmerzsymptomatik einer Protrusion komplett beseitigt. Bei den restlichen Beschwerden stellte sich eine eindeutige Verbesserung der Beschwerdehäufigkeit und Intensität in beiden Gruppen heraus. Zudem wurde in der Kraftausdauerdiagnostik nach Spring eine enorme Steigerung um 78,39% in der Gruppe R und in der Gruppe N um 30,76% festgestellt. Die Befindlichkeit nach Zerssen und die Beweglichkeit nach Janda konnte in der Gruppe R verbessert werden. In den anthropometrischen Daten konnten sich die Gruppe R kaum und die Gruppe N nicht verändern.

Die Gruppe R konnte mit Abstand bessere Ergebnisse als die Gruppe N erreichen, sodass sie schlussfolgernd als effektivere Variante angesehen wird, um Rückenschmerzen von Beschäftigten mit sitzender Tätigkeit vorzubeugen oder zu lindern.

8 Literaturverzeichnis

Ammer, K. (2008). Befunde am Bewegungsappart bei Patienten mit entzündlichen Darmerkrankungen. *Österreichische Zeitschrift für Physikalische Medizinund Rehabilitation 18*, 34-41.

Anrich, C. (2003). *Supertrainer: Stretching und Beweglichkeit.* Reinbek bei Hamburg: Rowohlt Taschenbuch Verlag GmbH.

AOK, W. I. (2010). *Die 10/20/50 Erkrankungen mit den längsten Arbeitsunfähigkeitszeiten in Tagen bei AOK-Pflichtmitgliedern ohne Rentner.* Berlin: Wissenschaftliches Institut der Allgemeinen Ortskrankenkassen.

Ärztliche Zentralstelle für Qualitätssicherung. (2001). Leitlinien-Clearing-Bericht "Akuter Rückenschmerz". In *Schriftenreihe der Ärztlichen Zentralstelle für Qualitätssicherung.* München: Zuckerschwerdt.

Babault, N., Cometti, G., Bernardin, M., Pousson, M., & Chatard, J. (2007). Effects of electromyostimulation training on muscle strength and power of elite rugby players. *Journal of Strength and Conditioning Research 21*, 431-437.

Barmer GEK. (2010). *Gesundheitsreport 2010. Teil 1. Gesundheitskompetenz in Unternehmen stärken, Gesundheitskultur fördern.* Abgerufen am 10. 12 2013 von www.barmer-gek.de: www.barmer-gek.de/barmer/web/Portale/Presseportal/Subportal/Infothek/Studien-und-Reports/Gesundheitsreport-2010/Teil-1-AU-Daten/Gesundheitsreport2010-PDF,property=Data.pdf

Benner, N. (2003). *Ermittlung der entstandenen Effekte durch die Kombination von Elektromyostimulationstraining und konventionellem Krafttraining an Geräten.* Universität Bayreuth: Unveröffentlichte Diplomarbeit.

BKK Bundesverband. (2008). Schwerpunktthema Rückengesundheit. *BKK Faktenspiegel*, 1-4.

Bödeker, W., Kliner, K., & Wilhelmi, S. (2013). *BKK Gesundheitsreport 2013 - Gesundheit in Bewegung. Schwerpunkt Muskel-Skelett-Erkrankungen.* Berlin: BKK Dachverband e.V.

Boeckh-Behrens, W.-U., & Buskies, W. (2011). *Supertrainer Rücken.* Hamburg: Nikol Verlagsgesellschaft mbH&Co. KG.

Boeckh-Behrens, W.-U., & Vatter, J. (2003). *Der Einsatz elektrischer Muskelstimulation als Ganzkörpertraining im Fitness-Studio – eine Multicenter-Studie zum BodyTransformer.* Bayreuth: Institut für Sportwissenschaft der Universität Bayreuth.

Boeckh-Behrens, W.-U., Grützmacher, N., & Sebelefsky, J. (2002). *Elektromyostimulationstraining mit dem BodyTransformer - eine erfolgreiche Maßnahme zur Reduzierung von Rückenbeschwerden.* Bayreuth: Institur für Sportwissenschaften der Universität Bayreuth.

Borg, G. (1998). *Borgs perceived exertion and pain scales.* Champaign Il: Human Kinetics.

Breitenfelder, J. (2003). *Der lumbale Bandscheibenvorfall.* Darmstadt: Steinkopff.

Brocherie, F., Babault, N., Cometti, G., Maffiuletti, N., & Chatard, J. (2005). Electrostimulation training effects on the physical performance of ice hockey players. *Medicine & Science in Sport & Exercise,* 455-460.

Buchbinder, R., Jolley, D., & Wyatt, M. (2001). Population based intervention to change back pain beliefs and disability : three part evaluation. *British Medical Journal (322),* 1516-1520.

Buckwalter, J., & Mankin, H. (1997). Articular cartilage- Part II. Degeneration and Osteoarthrosis, repair, regeneration and transplantation. *The Journal of Bone & Joint Surgery,* 612-633.

Carroll, D., Moore, R., McQuay, H., Fairman, F., Tramèr, M., & Leijon, G. (2003). *Transcutaneous electrical nerve stimulation (TENS) for chronic pain (Cochrane Review).* Oxford: Cochrane Library, Issue 1.

Daltroy, L., Iversen, M., Larson, M., Lew, R., Wright, E., Ryan, J., et al. (1997). A controlled trail of an educational program to prevent low back injuries. *The New Englang Journal of Medicine (337),* 322-328.

Deutsche Rentenversicherung Bund. (2012). *Rehabilitation 2011: Statistik der Deutschen Rentenversicherung (Bd. 189).* Berlin: DRV.

Donchin, M., Woolf, O., Kaplan, L., & Floman, Y. (1990). Secondary prevention of low-back pain. A clinical trail. *Spine (15)*, 1317-1320.

Ebert-Becker, P. (1993). *Morphologische Veränderungen im gesunden menschlichen Skelettmuskel nach Elektrostimulation sowie Enzymaktivitätsmuster (Beta-Oxidation, Citratcyclus, Atmungskette, Glykolyse, Glykogenolyse) derselben Probanden vor elektrischer Stimulation.* Würzburg.

Eintrag "bodyficient GmbH" ins Handelsregister B, HRB 19999 (Amtsgerichts Nürnberg 6. März 2013).

Ekkernkamp, M., Mittag, O., Matthis, C., Raspe, A., & Raspe, H. (2004). Anamnestische und klinische Befunde bei schweren Rückenschmerzen: eine klinisch-epidemiologische Untersuchung an einer Stichprobe von LVA-Versicherten. *Zeitschrift für Orthopädie und Unfallchirurgie*, 720-726.

Emminger, H. (2005). *Physikum exakt: Das gesamte Prüfungswissen für die 1.ÄP.* Stuttgart: Georg Thieme Verlag KG.

Fehr, U. (2010). *Elektromyostimulation im Sport.* Aachen: Universität Bayreuth.

Filipovic, A., & Kleinöder, H. (2013). Praktische Anwendungeines Ganzkörper-EMS-Trainings zur Steigerung der fußballspezifischen Kraftfähigkeiten im Profifußball. *Medical Fitness and Healthcare*, 50-51.

Finkbeiner, G. (1992). Rehabilitation von Erkrankungen und Behinderungen der Haltungs- und Bewegungsorgane. *BV Orthopädie*, 23.

Fuchs, J., Busch, M., Lange, C., & Scheidt-Nave, C. (2012). Prevalence and patterns of morbidity among adults in Germany. *Bundesgesundheitsblatt. Gesundheitsforschung. Gesundheitsschutz*, 55.

Gehrke, T. (2009). *Sportanatomie 8.Auflage.* Hamburg: Nikol Verlagsgesellschaft mbH & Co. KG.

Gerdle, B., Brulin, C., & Elert, J. (1995). Effect of a general fitness programm on musculosceletal symptoms, clinical status, physiological capacity, and perceived work enviroment among home care service personel. *Journal of Occupational Rehabilitation (5)*, 1-16.

Grosser, M., & Müller, H. (1990). *Power Stretch: das neue Muskeltraining.* München, Wien, Zürich: BLV Buchverlag.

Grundevall, B., Liljeqvist, M., & Hansson, T. (1993). Primary prevention of back symptoms and absence from work. A prospective randomized study among hospital employees. *Spine (18),* 587-594.

Grützmacher, N. (2002). *Elektromyostimulationstraining- eine innovative Methode zur Reduzierung von Rückenbeschwerden unter besonderer Berücksichtigung der Optimierung der psychosozialen Messinstrumente.* Universität Bayreuth: Unveröffentlichte Diplomarbeit.

Hailer, D. N. (12. Oktober 2010). *Ischialgie.* Abgerufen am 18. Januar 2014 von Lexikon der Orthopädie und Unfallchirurgier, Springer Medizin: http://www.lexikon-orthopaedie.com/cont_pdf_0/to018170.pdf

Haury, H.-J. (5. Juni 2008). *Pressemittteilung: Alter, Einkommen und Familienstand: Soziodemografische Faktoren beeinflussen Kosten durch Rückenschmerzen.* Abgerufen am 2013. Dezember 8 von www.helmholtz-muenchen.de: http://www.helmholtz-muenchen.de/news/pressemitteilungen-archiv/2008/pressemitteilung/article/18233/index.html

Hayden, J., van Tulder, M., & Tomlinson, G. (2005). Systematic Review: Strategies for Using Exercise Therapy To Improve Outcomes in Chronic Low Back Pain. *Annals of Internal Medicine (142),* 776-785.

Herrero, J., Izquierdo, M., Maffiuletti, N., & García-López, J. (2006). Electromyostimulation and Plyometric Training Effects on Jumping and Sprint Time. *Journal of Sports and Medicine,* 533-539.

Hess, J., & Hecker, S. (2003). Stretching at Work for Injury Prevention: Issues, Evidence, and Recommendations. *Occupational and Environmental Hygiene (18),* 331-338.

IGES, Institut für Gesundheits- und Sozialforschung. (2010). *Gesundheitsreport 2011. Analyse der Arbeitsunfähigkeitsdaten. Schwerpunktthema: Wie gesund sind junge Arbeitnehmer?* Von www.dak.de: www.dak.de/content/filesopen/Gesundheitsreport_2011.pdf abgerufen

Janda. (2000). *Manuelle Muskelfunktionsdiagnostik.* München: Elsevir, Urban & Fischer Verlag.

Keller, S. (2004). *Das Rückenbuch: Aktiv gegen Schmerzen.* Berlin: Stiftung Warentest.

Kellett, K., Kellett, D., & Nordholm, L. (1991). Effect of an exercise program on sick leave due to back pain. *Journal of Physical Therapy (71),* 283-291.

Kleinöder, Kreuzer, & Mester. (2006). *Vergleich der Kreatinkinasespiegel zwischen einem 6 wöchigen Ganzkörpertraining am Body Transformer (25 Minuten) an klassischen Kraftmaschinen.* Köln: Deutsche Sporthochschule Köln.

Kohlmann, T., & Schmidt. (2005). Epidemiologie des Rückenschmerzes. In J. Hildebrandt, G. Müller, & M. Pfingsten, *Die Lendenwirbelsäule. Ursachen, Diagnostik und Therapie von Rückenschmerzen.* München: Elsevier.

Krämer, J. (2004). Wirbelsäule, Thorax. In C. J. Wirth, & L. Zichner, *Orthopädie und Orthopädische Chirurgie- Das Standardwerk für Klinik und Praxis* (S. 260-508). Stuttgart: Georg Thieme Verlag.

Krämer, R., Matussek, J., & Theodoridis, T. (2014). *Bandscheibenbedingte Erkrankungen: Ursachen, Diagnose, Behandlung, Vorbeugung, Begutachtung. 6.Auflage.* Stuttgart, New York: Georg Thieme Verlag.

Kröner-Herwig, B., Denecke, H., Glier, B., Klinger, R., Nilges, P., Redegeld, M., et al. (1996). Qualitätssicherung in der Therapie chronischen Schmerzes. *Der Schmerz (10) Springer-Verlag,* 47-52.

Kwon, B., Roffey, D., Bishop, P., Dagenais, S., & Wai, E. (2011). Systematic review: occupational physical activity and low back pain. *Occupational Medicine, 61 (8),* 541-548.

Lahad, A., Malter, A., Berg, A., & Deyo, R. (1994). The effectiveness of four interventions for the prevention of low back pain. *Journal of the American Medical Association (272),* 1286-1291.

Larsen, S., Bø, K., Glomsrød, B., Lønn, J., & Soukup, M. G. (2001). Exercises and education as secondary prevention for recurrent low back pain. *Physiotherapy Research International (6),* 27-39.

Linton, S. (2001). Occupational Psychological Factors Increase the Risk for Back Pain: A Systematic Review. *Journal of Occupational Rehabilitation (11)*, 53-66.

Linton, S., & van Tulder, M. (2001). Preventive Interventions for Back and Neck Pain Problems: What is the Evidence? *Spine (26)*, 778-787.

Lonn, J., Glomsrod, B., Soukup, M., Bo, K., & Larsen, S. (2001). "Active back school", prophylactic management for low back pain: three-year follow-up of a radomized, controlled trial. *Journal of Rehabilitation Medicine (33)*, 26-30.

Lühmann, D. D., & Schmidt, D. C. (Mai 2007). Prävention von Rückenschmerzen. In *Experten-Panel "Rückenschmerz"*. Gütersloh: Bertelsmann Stiftung.

Lühmann, D., Müller, V., & Raspe, H. (2003). *Prävention von Rückenschmerzen. Expertise im Autrag der Bertelsmann-Stiftung und der Akademie für Manuelle Medizin, Universität Münster.* Abgerufen am 12. Januar 2014 von www.bertelsmann-stiftung.de: http://www.bertelsmann-stiftung.de/bst/de/media/xcms_bst_dms_15515__2.pdf

Maffiuletti, N., Pensini, M., & Martin, A. (2002). Activation of human plantar flexor muscles increase after electromyostimulation training. *Journal of Apllied Physiology 92*, 1383-1392.

Markworth, P. (2012). *Sportmedizin. Physiologische Grundlagen 24. Auflage.* Hamburg: Nikol Verlagsgesellschaft mbH & Co. KG.

Martínez-López, E., Benito-Martínez, E., Hita-Contreras, F., Lara-Sánchez, A., & Martínez-Amat, A. (2012). Effects of electrostimulation and plyometric training program combination on jump height in teenage athletes. *Journal of Sports Science and Medicine*, 727-735.

Mense, S. (2000). Neurobiologie des Muskelschmerzes. *Deutsche Zeitschrift für Sportmedizin*, 190-195.

Mucha, C. (2001). Physikalische Therapieformen bei Schmerzsyndromen der Wirbelsäule. *Erfahrungsheilkunde 50*, 144-153.

Niewöhner, F. (2003). *Ermittlung der Trainingseffekte eines Kombinationstrainings von konventionellem Krafttraining und Elektromyostimulationstraining.* Universität Bayreuth: Unveröffentlichte Diplomarbeit.

Pahmeier, I. (1998). Barrieren vor und Bindung an gesundheitssportliche Aktivität. In K. Bös, & W. Brehm, *Gesundheitssport- ein Handbuch* (S. 124-133). Schorndorf: Hofmann Karl GmbH & Co.

Pette, D. (1999). Das adaptive Potenzial des Skelettmuskels. *Deutsche Zeitschrift für Sportmedizin, 262-271.*

Pfingsten, M., & Schöps, P. (2004). Chronische Rückenschmerzen- vom Symptom zur Krankheit. *Zeitschrift für Orthopädie und Unfallchirurgie Nr.142,* 146-152.

Porcari, J. P., Miller, J. C., Foster, C., Gibson, M., McLean, K., & Kernozek, T. (2005). The effect of neuromuscular electrical stimulation training on abdominal strengh, endurance, and selected anthropometric measure. *Journal of Sports Science and Medicine,* 66-75.

Rütten, A., Abu-Omar, K. L., & Ziese, T. (2005). *Gesundheitsberichterstattung des Bundes. Körperliche Aktivität (26).* Berlin: Robert-Koch-Institut.

Sebelefsky, J. (2002). *Elektromyostimulation (EMS)- eine innovative Methode zur Reduzierung von Rückenbeschwerden unter Berücksichtigung der Markteinführung eines EMS-Trainingssystems.* Universität Bayreuth: Unveröffentlichte Diplomarbeit.

Senn, E., & Rusch, D. (1990). *Elektrotherapie. Gebräuchliche Verfahren der physikalischen Therapie; Grundlagen Wirkungsweisen Stellenwert (Flexibles Taschenbuch: Med)* . Stuttgart: Thieme .

Sockoll, I., Kramer, I., & Bödeker, W. (2008). Evidenzbasis für die Wirksamkeit und den Nutzen betrieblicher Gesundheitsförderung und Prävention. *Das Gesundheitswesen,* 70-A39.

Spring, H., Dvorák, J., Dvorák, V., Tritscher, T., & Villiger, B. (1997). *Theorie und Praxis der Trainingstherapie.* Stuttgart: Thieme.

Stötzel, D. (2003). *Effekte eines Elektromyostimulationstrainings in Kombination mit konventionellem Krafttraining an Geräten- mit besonderer Berücksichtigung der Elektrotherapie.* Universität Bayreuth: Unveröffentlichte Diplomarbeit.

Symonds, T., Burton, A., Tillotson, K., & Main, C. (1995). Absence resulting from low back trouble can be reduced by psychosocial intervention at the work place. *Spine (20)*, 2738-2745.

Treu, S. (2002). *Vergleich der Trainingseffekte von konventionellem Krafttraining, maxxF und EMS-Training in den Bereichen Körperzusammensetzung, Körperformung, Kraftentwicklung, Psyche und Befindlichkeit.* Universität Bayreuth: Unveröffentlichte Diplomarbeit.

Vatter, J. (2010). *Elektrische Muskelstimulation als Ganzkörpertraining. Multicenterstudie zum Einsatz von Ganzkörper-EMS im Fitness-Studio.* München: AVM Akademische Verlagsgemeinschaft.

Vogelmann, T. (2013). *Elektromyographische Muskelstimulation/ Muskelaktivierung (EMS/ EMA) im Leistungs-/ Breitensport.* Hamburg: Diplomica Verlag GmbH.

Volbracht, E., Kohlmann, T., & Riechmann, D. (2007). *Gesundheitspfad Rücken. Innovative Konzepte zur Verbesserung der Versorgung von Patienten mit Rückenschmerzen.* Gütersloh: Experten-Panel "Rückenschmerz" der Bertelsmann Stiftung.

Vouri, I. (2001). Dose-response of physical activity and low back pain, osteoarthritis, and osteoporosis. *Medicine & Science of Sports & Exercise (33)*, 551-586.

Waddell, G. (2004). *The back pain revolution 2nd edn.* Edinburgh: Churchill Livingstone.

Walz, T. (2003). *Ermittlung der Trainingseffekte von Elektromyostimulationstraining in Kombination mit fitnessorientiertem Krafttraining an Geräten bei Probanden mittleren Alters- mit besonderem Blick auf den Strom und seine unterschiedlichen Formen.* Universität Bayreuth: Unveröffentlichte Diplomarbeit.

Wenig, C., Schmidt, C., Kohlmann, T., & Schweikert, B. (2009). Costs of back pain in Germany. *European Journal of Pain*, 280-286.

Wenk, W., Ach, F., & Wolf, U. (2004). *Elektrotherapie. Sehen, Verstehen, Üben, Anwenden; mit 25 Tabellen (Physiotherapie Basics)*. Berlin: Springer.

Wirth, C. J., Mutschler, W., Kohn, D., & Pohlemann, T. (2014). *Praxis der Orthopädie und Unfallchirurgie*. Stuttgart: Georg Thieme Verlag KG.

Wottke, D. (2004). *Die große orthopädische Rückenschule*. Berlin, Heidelberg, New York: Springer.

9 Abbildungs-, Tabellen-, Abkürzungsverzeichnis

9.1 Abbildungsverzeichnis

Abbildung 1: prozentuale Verbesserung beider Gruppen in den subjektiven Rückenbeschwerden 41
Abbildung 2: Auswertung der Veränderung der Befindlichkeit nach Zerssen 42
Abbildung 3: gesamte prozentuale Veränderung der Kraftausdauerfähigkeit beider Gruppen 43
Abbildung 4: prozentuale Veränderung der Kraftausdauerfähigkeit der einzelnen Übung beider Gruppen 44
Abbildung 5: prozentuale Verbesserung der Dehnfähigkeit einzelner Muskeln in den Gradangaben beider Gruppen 45
Abbildung 6: prozentuale Veränderung der anthropometrischen Daten beider Gruppen 46

9.2 Tabellenverzeichnis

Tabelle 1: Probandenanalyse Geschlechtsverteilung und Alter 36
Tabelle 2: Probandenanalyse Vorbeschwerden Rücken 37
Tabelle 3: Ergebnis Fragebogenanalyse subjektive Rückenbeschwerden 39

9.3 Abkürzungsverzeichnis

AU-Fälle	Arbeitsunfähigkeitsfälle
AU-Kosten	Arbeitsunfähigkeitskosten
AU-Tage	Arbeitsunfähigkeitstage
EMA	elektromyographische Muskelaktivierung
EMG	Elektromyografie
EMS	Elektromyostimulation
Hz	Hertz
min	Minuten
mmHg	Millimeter Quecksilbersäule
NRS	numerische Rating-Skala
sek	Sekunden
TENS	transkutane elektrische Nervenstimulation

Anhangverzeichnis

Anhang 1:	Anamnesebogen	70
Anhang 2:	Auswahl der Kräftigungsübungen	72
Anhang 3:	Auswahl der Dehnungsübungen	78
Anhang 4:	Erläuterung Testverfahren Kraftausdauerdiagnostik nach Spring	80
Anhang 5:	Formblatt Kraftausdauerdiagnostik nach Spring	82
Anhang 6:	Erläuterung des Testverfahrens der manuellen Beweglichkeitsdiagnostik nach Janda	83
Anhang 7:	Formblatt manuelle Beweglichkeitsdiagnostik nach Janda	87
Anhang 8:	Formblatt Befindlichkeitsskala Zerssen	88
Anhang 9:	Formblatt Fragebogen I (Einordnung) aktuelle Schmerzen und Vorbeschwerden im Rückenbereich	89
Anhang 10:	Formblatt Fragebogen III (Auswertung) aktuelle Schmerzen im Rückenbereich	92

Anhang 1: Anamnesebogen

Anamnese und Kontraindikationen

Vorname:　　　　　　　　　　　Name:　　　　　　　　　　　　　　　　Geb.:
Beruf:　　　　　　　　　　　　　sitzend:___%　stehend:___%　gehend:___%
Körpergewicht:_____　BMI:_____　Fettwerte:_____　　Ruhepuls:_____ S/min

1. Wann war ihr letzter Arztbesuch? _____
und warum? _____

2. Haben oder hatten Sie über einen längeren Zeitraum hinweg Magen- oder Darmbeschwerden?
□ nein　　　□ ja, und zwar _____

3. Haben Sie zu hohen oder niedrigen Blutdruck?
□ nein　　　□ ja, zu hoch (____/____mmHg)　　　□ ja, zu niedrig (____/____mmHg)

4. Haben bzw. hatten Sie Herz- oder Kreislaufprobleme?
□ nein　　　□ ja

5. Haben bzw. hatten Sie irgendwann einmal Stoffwechselprobleme?
(Diabetes, Schilddrüse, Krampfadern, Wasseransammlungen im Bein, Lymphe)
□ nein　　　□ ja, und zwar _____

6. Nehmen Sie Medikamente? (Pille, Vitaminpräparate, Herzmedikamente, etc.)
□ nein　　　□ ja, und zwar _____

7. Haben oder hatten Sie schon irgendwelche Verletzungen oder hatten Sie einen Krankenhausaufenthalt in den letzten 10 Jahren?
□ nein　　　□ ja, und zwar _____
_____

8. Haben oder hatten Sie ein Schleudertrauma oder Taubheitsgefühl?
□ nein　　　□ ja, _____

9. Bestehen Probleme in folgenden Gelenken:
Oberkörper:
□ Schulter　　　□ Ellenbogen　　　□ Hand oder Finger
Rumpf:
□ Halswirbelsäule　　　□ Brustwirbelsäule　　　□ Lendenwirbelsäule
Unterkörper:
□ ISG (Kreuz-Darmbein-Gelenk)　　　□ Hüftgelenk　　　□ Kniegelenk
□ Sprunggelenk　　　□ Fuß

10. Besteht bei Ihnen Rheuma?　　　□ nein　　　□ ja, seit _____

11. Besteht bei Ihnen Arthrose/ Arthritis? □ nein　□ ja, seit _____

12. Haben Sie Osteoporose?　　　　　□ nein　　　□ ja, seit _____

Frauen: **13. Haben Sie Kinder? Und wenn ja, wie verlief die Geburt (z.B. Kaiserschnitt)?**
Kinder: _____ , Kaiserschnitt dabei: □ nein　　□ ja, und zwar _____

14. Haben Sie Allergien oder Intoleranzen?
☐ nein ☐ ja, und zwar _____

15. Haben Sie Asthma? ☐ nein ☐ ja

Absolute Kontraindikationen für EMS- und Power Plate-Training:

1. Bestehen momentan akute Erkrankungen oder entzündliche Prozesse? ☐ nein ☐ ja
2. Besteht bei Ihnen eine Thrombose? ☐ nein ☐ ja
3. Haben Sie momentan frische Wunden oder Operationen? ☐ nein ☐ ja
4. Haben Sie Stents bekommen, weniger als 6 Monate her? ☐ nein ☐ ja
5. Haben Sie unbehandelten Bluthochdruck? ☐ nein ☐ ja
6. Haben Sie schwere Diabetes mit Migroangiopathien/ Gangräne? ☐ nein ☐ ja
7. Haben Sie einen Hirn-/ Herzschrittmacher? ☐ nein ☐ ja
8. Sind Sie momentan in Chemo- /Krebsbehandlung? ☐ nein ☐ ja
9. Haben Sie Epilepsie? ☐ nein ☐ ja
10. Besteht eine momentane Schwangerschaft/ Stillen Sie? ☐ nein ☐ ja
11. Besteht bei Ihnen momentan eine schwere Durchblutungsstörung? ☐ nein ☐ ja
12. Besteht momentan eine schwere neuronale Erkrankung? ☐ nein ☐ ja
13. Besteht ein Bauchwand- oder Leistenbruch? ☐ nein ☐ ja
14. Besteht momentan eine Tuberkulose? ☐ nein ☐ ja
15. Haben Sie starke Blutungsneigungen (Hämophilie) ? ☐ nein ☐ ja

Relative Kontraindikationen für EMS- und Power Plate-Training:

1. Haben Sie momentan akute Rückenbeschwerden? ☐ nein ☐ ja
2. Haben Sie Stents bzw. Bypässe die älter als 6Monate sind? ☐ nein ☐ ja
3. Haben Sie Cardiovaskuläre Erkrankungen? ☐ nein ☐ ja
4. Haben Sie Epilepsie (mind.seit 12 Monaten keinen Anfall)? ☐ nein ☐ ja
5. Haben Sie Bewegungskinestosen? ☐ nein ☐ ja
6. Haben Sie körperliche oder geistige Behinderungen? ☐ nein ☐ ja
7. Haben Sie krankhafte Krampfadern? ☐ nein ☐ ja

Hiermit bestätige ich, dass ich alle Angaben wahrheitsgetreu ausgefüllt habe.
Des Weiteren stehe ich in der Pflicht, vor jedem Training, dem Trainer über eine aktuelle Erkrankung oder Einnahme von Medikamenten zu informieren. Sobald ich dies nicht tue, trainiere ich auf eigene Gefahr. Dies gilt auch, wenn ich trotz Warnung des Trainers die sportliche Aktivität beginne.

_____   _____
Datum   Unterschrift

Anhang 2: **Auswahl der Kräftigungsübungen**

Aus den im Folgenden aufgeführten Kräftigungsübungen (Vgl. Boeckh-Behrens & Buskies, 2011) gestaltete sich das 20minütige Krafttraining im Programmmodus „Muskelaufbau" der Gruppe R. Es wurden nicht immer alle Übungen in einer Trainingseinheit absolviert. Des Weiteren gab es Übungen für alle und Übungen für Fortgeschrittene.

1. **Rumpfmuskulatur**

    1.1 Übung (alle): **Unterarmstütz**
    Ausgangsstellung: Bauchlage, Arme parallel, Daumen zeigen nach oben, Ellenbogen unterhalb der Schulter, Rumpf und Beine gestreckt
    Bewegung: Körper vom Boden abheben

    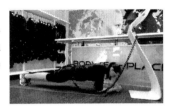

    1.2 Übung (Fortgeschritten): **Unterarmstütz mit Beinbewegung**
    Ausgangsstellung: Bauchlage, Arme parallel, Daumen zeigen nach oben, Ellenbogen unterhalb der Schulter, Rumpf und Beine gestreckt
    Bewegung: Körper vom Boden abheben, wechselseitig ein Bein um eine Fußlänge anheben und wieder absetzen

    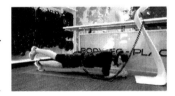

    1.3 Übung (Fortgeschritten): **Unterarmstütz mit Armbewegung**
    Ausgangsstellung: : Bauchlage, Arme parallel, Daumen zeigen nach oben, Ellenbogen unterhalb der Schulter, Rumpf und Beine gestreckt
    Bewegung: Körper vom Boden abheben, mit den Schultern über die Ellenbogen bewegen und wieder zurück

    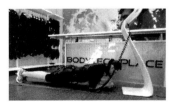

2. Bauchmuskulatur

2.1 Übung (alle): **Sit ups**

Ausgangsstellung: Rückenlage, Hüfte und Knie gebeugt, Fersen am Boden, Arme leicht vom Boden abgehoben
Bewegung: unteren Rücken in den Boden drücken, Oberkörper nach oben aufrollen

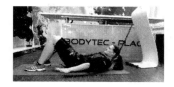

2.2 Übung (alle): **schräge Sit ups**

Ausgangsstellung: Rückenlage, Hüfte und Knie gebeugt, Fersen am Boden, Arme nach vorne gestreckt
Bewegung: unteren Rücken in den Boden drücken, Oberkörper zu einer Seite aufrollen und dann zur anderen

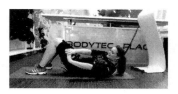

2.3 Übung (alle): **schräge Bauchmuskeln mit Beinbewegung**

Ausgangsstellung: Rückenlage, Hüfte gebeugt und Knie nach oben angewinkelt, Arme seitlich abgelegt, unteren Rücken in den Boden drücken
Bewegung: wechselseitig ein Bein nach vorne strecken und leicht absenken lassen, soweit der untere Rücken am Boden bleibt; und wieder zurück

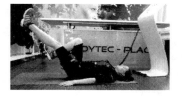

2.4 Übung (Fortgeschritten): **schräge Bauchmuskeln mit Bein- und Armbewegung**

Ausgangsstellung: Rückenlage, Hüfte gebeugt und Knie nach oben angewinkelt, eine Hand am Knie, die andere mit gestreckten Arm hinter dem Kopf, das Knie auf der die Hand liegt wird gestreckt
Bewegung: wechselseitig Bein und Arm wechseln

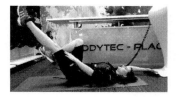

2.5 Übung (Fortgeschritten): **schräge Bauchmuskeln mit Bein- und Rumpfbewegung**
Ausgangsstellung: Rückenlage, Hüfte gebeugt und Knie nach oben angewinkelt, Hände am Hinterkopf
Bewegung: Eindrehung Rumpf, sodass der diagonale Ellenbogen das Knie berührt; anderes Bein wird nach vorne gestreckt; wieder zurück und wechseln

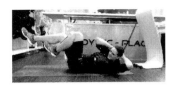

3. **Rückenmuskulatur**

3.1 Übung (alle): **Rückenstrecker, oberer Anteil (Hände-/Hinterkopfdruck)**
Ausgangsstellung: aufrechter Sitz, Füße parallel nach vorne zeigend, Hände am Hinterkopf verschränkt, Tendenz Doppelkinn
Bewegung: mit den Händen Druck gegen den Hinterkopf aufbauen und 30 sec halten

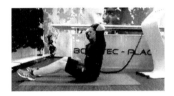

3.2 Übung (alle): **Rückenstrecker mittlerer Anteil (Reverse Flys in Bauchlage)**
Ausgangsstellung: Bauchlage, Blick nach unten, Oberarme innenrotiert, Arme gestreckt und 90° abgespreizt
Bewegung: Hanteln vom Boden abheben und wieder senken, Schulterblätter zusammenziehen

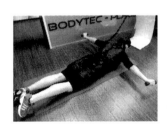

3.3 Übung (alle): **Rückenstrecker, unterer Anteil (Beinrückheben Bauchlage)**
Ausgangsstellung: Bauchlage, ein Bein 90° angewinkelt, Fußspitze zum Schienbein gezogen, Hüfte gestreckt, Knie vom Boden abgehoben
Bewegung: durch kleine Hubbewegungen Ferse zum Himmel bringen

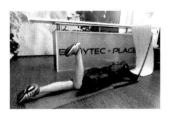

3.4 Übung (alle): **Kapuzenmuskel (Reverse Flys in Bauchlage, Arme nach vorne)**
Ausgangsstellung: Bauchlage, Blick nach unten, Oberarme außenrotiert, Arme gestreckt und 135° abgespreizt
Bewegung: Arme nach oben (Schultergelenke rückwärts hoch) anheben

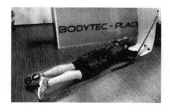

3.5 Übung (alle): **Diagonal-Lift**
Ausgangsstellung: Bauchlage, Blick nach unten, Arme nach vorne gestreckt, ein Arm angehoben, Daumen zeigen nach oben, diagonales Bein gestreckt heben, Hüfte gestreckt
Bewegung: wechselseitiges Arm- und Beinheben

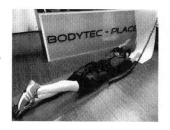

4. **Seitliche Rumpfmuskulatur**

Übung (alle): **Seitstütz**
Ausgangsstellung: Seitstütz mit angewinkelten Beinen/ Fortgeschritten: mit gestreckten Beinen
Bewegung: Becken heben und senken

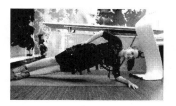

5. **Abduktoren**

5.1 Übung (alle): **Beinabduktion**
Ausgangsstellung: Seitenlage, Beine gestreckt, Fußspitzen angezogen
Bewegung: oberes Bein gestreckt nach hinten oben bewegen und zurück

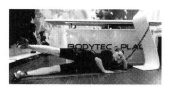

5.2 Übung (alle): **Ferse/ Knie**
Ausgangsstellung: Seitenlage, Beine leicht nach vorne angewinkelt
Bewegung: Ferse an Ferse bewegen (Knie soweit wie möglich nach oben bewegen) und Knie an Knie bewegen (Ferse soweit wie möglich nach oben bewegen)

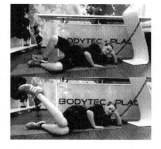

6. **Beinbeuger**

   6.1 Übung (alle): **Beckenlift**
   Ausgangsstellung: Rückenlage, Schultergürtel und Arme ablegen, Beine anwinkeln, Becken vom Boden abheben, Fersen in den Boden drücken
   Bewegung: Becken senken und heben

   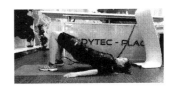

   6.2 Übung (alle): **einbeiniger Beckenlift**
   Ausgangsstellung: Rückenlage, Schultergürtel und Arme ablegen, Beine anwinkeln, Becken vom Boden abheben, ein Bein nach vorne in Länge des Körpers strecken, Ferse in den Boden drücken
   Bewegung: Becken senken und heben

   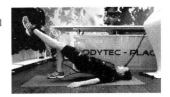

7. **Beinstrecker**

   7.1 Übung (alle): **Kniebeuge**
   Ausgangsstellung: hüftbreiter Stand, Füße parallel, 3 Punkt Fußbelastung, Arme schulterbreit nach vorne gestreckt
   Bewegung: Becken nach hinten unten bewegen und Knie beugen und wieder zurück

   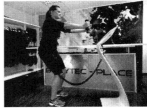

   7.2 Übung (alle): **einbeinige Kniebeuge**
   Ausgangsstellung: hüftbreiter Stand, Arme schulterbreit angewinkelt, Belastung auf einen Fuß bringen, 3 Punkt Fußbelastung, das andere Bein leicht nach hinten anwinkeln
   Bewegung: Becken nach hinten unten bewegen und Knie beugen und wieder zurück

   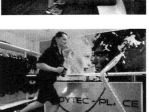

   7.3 Übung (alle): **einbeinige Kniebeuge mit Antagonist**
   Ausgangsstellung: hüftbreiter Stand, Arme schulterbreit nach vorne gestreckt, Belastung auf einen Fuß bringen, 3 Punkt Fußbelastung, das andere Bein leicht nach vorne anwinkeln
   Bewegung: Becken nach hinten unten bewegen

   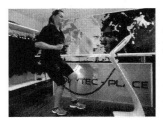

und Knie beugen und wieder zurück

8. Schultermuskulatur

8.1 Übung (alle): **Arme seitheben**
Ausgangsstellung: hüftbreiter Stand, Handflächen mit Hanteln zeigen nach unten, Schultern tief, Arme gestreckt und 90° abgespreizt
Bewegung: gestreckte Arme leicht nach oben anheben und wieder senken

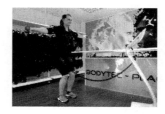

8.2 Übung (alle): **Arm abduzieren**
Ausgangsstellung: hüftbreiter Stand, Arme am Körper angewinkelt, Handflächen zeigen nach innen, Schultern tief
Bewegung: angewinkelte Arme abduzieren (Ellenbogen auf Schulterhöhe bringen) und wieder zurück

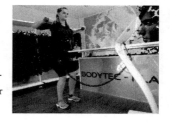

9. Armmuskulatur

Übung (alle): **Triceps**
Ausgangsstellung: hüftbreiter Stand, Handflächen mit Hanteln zeigen nach vorne, Schultern nach hinten tief gezogen, Arme gestreckt
Bewegung: Arme nach hinten bewegen und wieder locker lassen

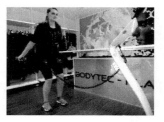

Anhang 3:   Auswahl der Dehnungsübungen

Alle folgenden Dehnübungen erfolgten im Programmmodus „Massage" der Gruppe R und basieren auf dem PI-Effekt (Anrich, 2003).

1. Dehnung: **Rückenstrecker**
   Ausgangsstellung: hüftbreiter Stand, Hände über den Kopf verschränken
   Dehnung: Hände nach oben drücken und gleichzeitig auseinanderziehen

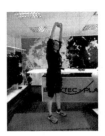

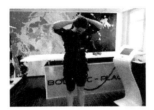

2. Dehnung: **Rückenstrecker oberer Anteil**
   Ausgangsstellung: hüftbreiter Stand, Doppelkinn, Hände am Hinterkopf verschränkt
   Dehnung: mit den Händen und Hinterkopf Widerstand aufbauen

3. Dehnung: **Trapezius**
   Ausgangstellung: hüftbreiter Stand, Doppelkinn, Kopf zu einer Seite neigen, Hände am oberliegenden Ohr verschränken
   Dehnung: mit den Händen und seitlichen Kopf Widerstand aufbauen

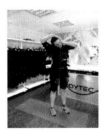

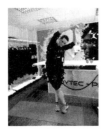

4. Dehnung: **seitliche Rumpfmuskulatur**
   Ausgangsstellung: hüftbreiter Stand, ein Bein vor dem Körper überkreuzen, gleichen Arm über den Kopf kreuzen, andere Hand am überkreuzten Arm anfassen
   Dehnung: der überkreuzte Arm versucht nach oben zu drücken, der unter versucht den Arm tief zu ziehen

5. Dehnung: **Kniestrecker und Wadenmuskulatur**
Ausgangsstellung: Schrittstellung, Füße zeigen nach vorne, Fersen sind am Boden, Hüfte gerade und gestreckt, hinteres Bein gestreckt
Dehnung: hintere Ferse in den Boden drücken und langsam das Gewicht nach vorne schieben

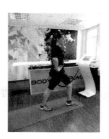

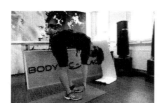

6. Dehnung: **Kniebeuger**
Ausgangsstellung: hüftbreiter Stand, Oberkörper nach vorne eingerollt, Hände an den Fesseln
Dehnung: Knie strecken

Anhang 4: Erläuterung Testverfahren Kraftausdauerdiagnostik nach Spring

Die Kraftausdauerdiagnostik nach Spring (Spring, Dvorák, Dvorák, Tritscher, & Villiger, 1997) besteht aus Kraftausdauerübungen die ein Zusammenspiel zwischen Agonist, Antagonist und Synergist erfordert. Aufgrund dessen sind die Kraftausdauerwerte einzelner Übungen für nur einen Muskel als semi-objektiv zu betrachten.

Alle Kraftausdauerübungen erfolgen nach einem jeweiligen Bewegungstempo, dass durch ein Metronom akustisch vorgegeben wird.

1. Übung: **Unterarmstütz mit Beinbewegung**
   Ausgangsstellung: Unterarmstütz, Arme parallel, Daumen nach oben. Rumpf und Beine gestreckt
   Bewegung: wechselseitiges Anheben der Füße um Schuhlänge bei gestreckten Knien
   Bewegungstempo: 1-0-1

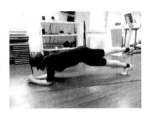

2. Übung: **Sit ups**
   Ausgangsstellung: Rückenlage, Hüfte und Knie gebeugt, Fersen auf dem Boden, Arme auf der Brust gekreuzt, Hände auf den Schultern
   Bewegung: Oberkörper anheben und einrollen, Ellenbogen Richtung Leiste, zurück in Ausgangsstellung ohne den Kopf abzulegen
   Bewegungstempo: 2-0-2

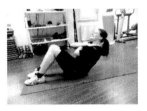

3. Übung: **Aufrichten**
   Ausgangsstellung: Kniestand, Arme auf der Brust gekreuzt, Hände auf schultern
   Bewegung: aufrichten des Rumpfes mit Rückenstreckung ohne Veränderung der Bein- und Beckenstellung
   Bewegungstempo: 2-0-2

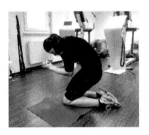

4. Übung: **Seitstütz**
   Ausgangsstellung: Ellenbodenstütz in Seitlage, Füße parallel
   Bewegung: Becken seitwärts anheben, bis der Rumpf gestreckt ist; zurück in Ausgangsstellung, ohne dass das Becken auf der Unterlage abgestützt wird
   Bewegungstempo: 2-0-2

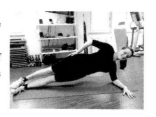

5. Übung: **einbeiniger Beckenlift**
   Ausgangsstellung: Rückenlage, zu testendes Bein abgestützt, anderes Bein parallel nach oben gestreckt, Arme locker seitwärts aufgelegt
   Bewegung: durch Hüftstreckung Becken bis zur vollständigen Rumpfstreckung nach oben drücken, zurück zur Ausgangsstellung ohne Absetzten des Gesäßes
   Bewegungstempo: 2-0-2

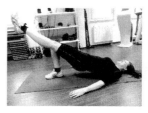

6. Übung: **einbeinige Kniebeuge**
   Ausgangsstellung: Einbeinstand, nicht belastetes Bein leicht angehoben, zur Gleichgewichtskontrolle mit Fingerspitzen auf Schulterhöhe abstützen
   Bewegung: Knie bis 60° beugen und strecken
   Bewegungstempo: 2-0-2

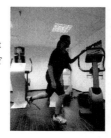

7. Übung: **Schulterblattfixation**
   Ausgangsstellung: Schrägstand an der Wand, Fersen 1 ½ Schuhlängen von der Wand entfernt, Arme in Abduktionsstellung, Ellenbogen an der Wand, Unterarm horizontal nach vorne gerichtet
   Bewegung: gestreckten Körper nach vorne wegdrücken, sodass die Schulterblätter 3 cm von der Wand abheben, zurück in Ausgangsstellung
   Bewegungstempo: 2-0-2

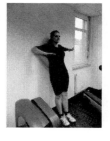

Anhang 5:   Formblatt Kraftausdauerdiagnostik nach Spring

Kraftausdauerdiagnostik nach Spring

Probanden-Nummer:_____

Übungsauswahl		Bewegungstempo	Wdh. Datum:	Wdh. Datum:	Differenz Wdh.
1. Unterarmstütz mit Füße anheben		1/0/1			
2. Sit ups (Einrollen)		2/0/2			
3. Rumpfaufrichten		2/0/2			
4. Seitstütz		2/0/2	Rechts: Links:	Rechts: Links:	Rechts: Links:
5. Beckenlift einbeinig		2/0/2	Rechts: Links:	Rechts: Links:	Rechts: Links:
6. Kniebeuge einbeinig		2/0/2	Rechts: Links:	Rechts: Links:	Rechts: Links:
7. Schulterblattfixation		2/0/2			

Anhang 6: **Erläuterung des Testverfahrens der manuellen Beweglichkeitsdiagnostik nach Janda**

Um die Beweglichkeit und auch Kraftfähigkeit einzelner Muskelgruppen des menschlichen Körpers zu testen, gibt es Beweglichkeitstests. Diese weisen einerseits Beweglichkeitsdefizite und anderseits Muskelschwächen auf.

Das Ausmaß für die Beweglichkeit richtet sich nach dem Gelenkwinkel und der damit verbundenen Schmerztoleranz des Probanden. Jeder Mensch besitzt eine individuelle Schmerzschwelle, sodass das Ergebnis des Beweglichkeitstests nur als semi-objektiv an zu erkennen ist.

Die Beweglichkeit wird nach der erreichten Gradanzahl eines Goniometers in Stufen der Beweglichkeitsdefizite bewertet.

Stufe	Beurteilung der Beweglichkeit (Janda, 2000)
5	Keine Beweglichkeitsdefizite (normale bis gute Beweglichkeit)
4	Leichte Beweglichkeitsdefizite (leicht eingeschränkte Beweglichkeit)
3	Deutliche Beweglichkeitsdefizite (stark eingeschränkte Beweglichkeit)

Im weiteren Kontext wird das Testverfahren der Dehnfähigkeit einzelner Muskeln, die sehr schnell zum Verkürzen neigen und für diese Studie relevant sind, erläutert.

1. Brustmuskulatur (M. pectoralis major)

Testdurchführung: (modifiziert nach Janda, 2000, S.270)
Um die Dehnung des M. pectoralis major pars sternocostalis hervor zu rufen, müssen wir seine Funktionen umdrehen.
Somit bringen wir unseren Probanden in Rückenlage auf die Liege. Die Beine sind leicht angestellt und die Fußflächen haben vollen Liegenkontakt. Der Lendenwirbelbereich des Probanden sollte in einer normalen Lordose fixiert sein. Der Oberarm wird nun vom Körper abgespreizt (Abduktion von 95°) und nach außen rotiert (Außenrotation), sodass die Handflächen nach oben zeigen. Des Weiteren wird das Ellenbogengelenk in eine 90° Beugung gebracht.
Mit Hilfe eines leichten Händedrucks des Testers an der zu testenden Brustkorbseite im Verlauf des Muskels wird der Proband in dem Bereich fixiert, um eine Ausweichung des Brustkorbes zu vermeiden.
Um nun eine Aussagekraft über die Beweglichkeit zu erhalten, sollte der Proband in dieser Ausgangsstellung den Arm zurückführen (Retroversion).

Stufe	Beurteilung der Beweglichkeit
5	Keine Beweglichkeitsdefizite; Oberarm erreicht die Horizontale und kommt durch leichten Druck des Tester unter die Horizontale (über 180°)
4	Leichte Beweglichkeitsdefizite; Oberarm erreicht die Horizontale nicht, aber kann durch leichten Druck des Testers die Horizontale erreichen (160-180°)
3	Deutliche Beweglichkeitsdefizite; Oberarm erreicht durch leichten Druck des Testers die Horizontale nicht (unter 160°)

2. Hüftbeugemuskulatur (M. iliopsoas)

Testdurchführung (modifiziert nach Janda, 2000, S.258)
Zur Dehnung des M.iliopsoas nimmt der Proband wieder die Rückenlage auf der Liege ein. Das Gesäß des Probanden sollte dabei am untersten Rand der Liege sein, sodass die Beine über die Liege überhängen können. Der Lendenwirbelbereich und das Becken sollten fest auf der Liege aufliegen und nicht ausweichen bei der Dehnausführung. Nun wird ein Bein so weit wie möglich zur Brust angewinkelt und das andere locker hängen gelassen. Durch leichten Händewiderstand des Testers an den hängenden Oberschenkel des Probanden wird nun die bestmögliche Extension im Hüftgelenk beobachtet.

Stufe	Beurteilung der Beweglichkeit
5	Keine Beweglichkeitsdefizite; Oberschenkel erreicht die Horizontale und kommt durch leichten Druck des Tester unter die Horizontale (über 180°)
4	Leichte Beweglichkeitsdefizite; leichte Hüftbeugestellung und durch leichten Druck des Testers kann der Oberschenkel bis zur Horizontale bewegt werden (180°)
3	Deutliche Beweglichkeitsdefizite; Oberschenkel erreicht durch leichten Druck des Testers die Horizontale nicht (unter 180°)

3. Kniestreckmuskulatur (M. rectus femoris)

Testdurchführung (modifiziert nach Janda, 2000, S.258)
Auch hier nimmt der Proband wieder die Rückenlage auf der Liege ein und liegt am unteren Rand der Liege mit dem Gesäß, sodass die Beine im Überhang sind. Ein Bein wird nun wieder soweit wie möglich zur Brust angewinkelt und das andere locker hängen ge-

lassen. Der Lendenwirbelbereich und das Becken sollten auf der Liege aufliegen und nicht ausweichen. Am frei hängenden Bein versucht der Tester mit Hilfe der Hand das Knie zu fixieren, sodass es nicht zur Seite ausweichen kann und damit im Hüftgelenk eine optimale Hüftextension entsteht. Nun versucht der Tester durch leichten Druck den Unterschenkel zum Oberschenkel zu führen (Knieflexion).

Stufe	Beurteilung der Beweglichkeit
5	Keine Beweglichkeitsdefizite; Unterschenkel hängt senkrecht herab und durch leichten Druck des Testers ist es möglich, die Knieflexion über 90° zu erhöhen
4	Leichte Beweglichkeitsdefizite; Unterschenkel ist leicht nach vorne gestreckt und durch leichten Druck des Testers ist es möglich, einen 90° Kniebeugewinkel zu erreichen
3	Deutliche Beweglichkeitsdefizite; Unterschenkel ist deutlich nach vorne gestreckt und auch durch Druck des Testers wird die 90° Kniebeugewinkel nicht erreicht

4. Kniebeugemuskulatur (M. biceps femoris)

Testdurchführung (modifiziert nach Janda, 2000, S.261)
Der Proband nimmt die Rückenlage ein und streckt beide Beine nach vorne aus. Der Lendenwirbelsäulenbereich und das Becken liegen am Boden auf und sollen nicht ausweichen. Des Weiteren ist darauf zu achten, dass beide Knie immer voll gestreckt bleiben (Knieextension). Nun nimmt der Tester das eine Bein in die Höhe. Das Knie fixiert der Tester mit Hilfe des Händedruckes der inneren Hand über dem Knie und mit der äußeren Hand über dem Sprunggelenk. Damit nun das Becken und das liegende Bein nicht ausweichen kann, versucht der Tester mit dem inneren Knie auf den Oberschenkel des Probanden zu drücken. Das obere Bein wird nun soweit wie möglich zum Oberkörper geführt (Hüftflexion).
Ausschlaggebend für die Beweglichkeit in der Kniebeugemuskulatur ist der Hüftbeugewinkel.

Stufe	Beurteilung der Beweglichkeit
5	Keine Beweglichkeitsdefizite; im Hüftgelenk wird eine Flexion von 90° und mehr erreicht
4	Leichte Beweglichkeitsdefizite; im Hüftgelenk wird eine Flexion von 80-90° erreicht
3	Deutliche Beweglichkeitsdefizite; im Hüftgelenk wird eine Flexion unter 80° erreicht

Anhang 7: Formblatt manuelle Beweglichkeitsdiagnostik nach Janda

Beweglichkeitsdiagnostik nach Janda

Probanden-Nummer:_____

Übungsauswahl	Normwerte	Gradanzahl Datum:	Gradanzahl Datum:	Veränderung
1. Brustmuskulatur	5- Über 180° 4- 160°-180° 3- Unter 160°			
2. Hüftbeugemuskulatur	5- Unter 180° 4- 180° 3- Über 180°	Rechts: Links:	Rechts: Links:	Rechts: Links:
3. Kniestreckmuskulatur	5- Über 90° 4- 90° 3- Unter 90°	Rechts: Links:	Rechts: Links:	Rechts: Links:
4. Kniebeugemuskulatur	5- Über 90° 4- 80- 90° 3- Unter 80°	Rechts: Links:	Rechts: Links:	Rechts: Links:

Anhang 8: **Formblatt Befindlichkeitsskala Zerssen**

Befindlichkeitsskala nach Zerssen I

Im Folgenden finden Sie eine Reihe von Eigenschaftspaaren. Bitte, entscheiden Sie - ohne lange zu überlegen - welche der beiden Eigenschaften Ihrem augenblicklichen Zustand am ehesten entspricht. Machen Sie in das Kästchen vor der eher zutreffenden Eigenschaft ein Kreuz. Nur wenn Sie sich gar nicht entscheiden können, machen Sie ein Kreuz in die Spalte „weder noch". Lassen Sie keine Zeile aus.

Probanden-Nr.:_____

Ich fühle mich jetzt...	...oder...	Weder noch
☐ frisch	☐ matt	☐
☐ teilnahmsvoll	☐ teilnahmslos	☐
☐ froh	☐ schwermütig	☐
☐ erfolgreich	☐ erfolglos	☐
☐ gereizt	☐ friedlich	☐
☐ entschlußlos	☐ entschlußfreudig	☐
☐ lustig	☐ weinerlich	☐
☐ gutgelaunt	☐ verstimmt	☐
☐ appetitlos	☐ appetitfreudig	☐
☐ gesellig	☐ zurückgezogen	☐
☐ minderwertig	☐ vollwertig	☐
☐ entspannt	☐ gespannt	☐
☐ glücklich	☐ unglücklich	☐
☐ scheu	☐ zugänglich	☐
☐ sündig	☐ rein	☐
☐ sicher	☐ bedroht	☐
☐ verlassen	☐ umsorgt	☐
☐ ausgewogen	☐ innerlich getrieben	☐
☐ selbstsicher	☐ unsicher	☐
☐ elend	☐ wohl	☐
☐ beweglich	☐ starr	☐
☐ müde	☐ ausgeruht	☐
☐ zögernd	☐ bestimmt	☐
☐ ruhig	☐ unruhig	☐
☐ schwunglos	☐ schwungvoll	☐
☐ nutzlos	☐ unentbehrlich	☐
☐ schwerfällig	☐ lebhaft	☐
☐ überlegen	☐ unterlegen	☐

Anhang 9: Formblatt Fragebogen I (Einordnung) aktuelle Schmerzen und Vorbeschwerden im Rückenbereich

Fragebogen Nummer I : Einordnung

Bettina Koch: Im Rahmen meiner Bachelor Arbeit zu dem Thema: „ Effekte eines neunwöchigen EMS-Trainings mit einem speziellen Rückentraining auf die Rückengesundheit von Beschäftigten mit sitzender Tätigkeit" bitte ich Sie darum diesen Fragebogen wahrheitsgetreu auszufüllen.

Probanden-Nr.:_____

1. Welches Geschlecht haben Sie?
   ◯ Weiblich   ◯ Männlich

2. Wie alt sind Sie?
   _____Jahre

3. Wie lange sitzen Sie im Durchschnitt an einem Tag an ihrem Arbeitsplatz?

4h	5h	6h	7h	8h und mehr
	4-5h	5-6h	6-7h	7-8h

4. Fühlen Sie sich während ihrer Arbeit gestresst?
   ◯ Ja   ◯ Nein

5. Sind Sie der Meinung dass ihre Rückenverspannungen aufgrund ihrer Arbeit entstehen?
   ◯ Ja   ◯ Nein

6. Nehmen Sie schmerzlindernde oder entzündungshemmende Medikamente ein?
   ◯ Nein   ◯ Ja, und zwar _____

7. Haben Sie Nackenbeschwerden (HWS-Syndrom)?
   ◯ Ja   ◯ Nein

   7.1 Wenn ja, wie oft verspüren Sie diese in der Woche?

1x	3x	5x	täglich
2x	4x	6x	

   7.2 Wie stark äußern sich ihre Schmerzen im Durchschnitt?

1- leicht	3	5- mittel	7	9	
2	4	6	8		10- nicht auszuhalten

8. Haben Sie Beschwerden im Lendenwirbelsäulenbereich (LWS-Syndrom)?
   ○ Ja   ○ Nein

   8.1 Wenn ja, wie oft verspüren Sie diese in der Woche?

   1x — 2x — 3x — 4x — 5x — 6x — täglich

   8.2 Wie stark äußern sich ihre Schmerzen im Durchschnitt?

   1-leicht — 2 — 3 — 4 — 5-mittel — 6 — 7 — 8 — 9 — 10-nicht auszuhalten

9. Haben oder hatten Sie schon einmal einen Lumbago (Hexenschuss)?
   ○ Ja   ○ Nein

   9.1 Wenn ja, wie oft hatten Sie diesen schon?

   1x — 2x — 3x — 4x — x

   9.2 Wenn ja, wie lange hielt dieser Schmerz an?

   1 Tag — 2 Tage — 3 Tage — 4 Tage — 5 Tage — 6 Tage — ... Tage

   9.3 Wie stark äußerten sich die Schmerzen im Durchschnitt dabei?

   1-leicht — 2 — 3 — 4 — 5-mittel — 6 — 7 — 8 — 9 — 10-nicht auszuhalten

10 Hatten oder haben Sie eine degenerative Veränderung an der Bandscheibe und wenn ja wo?
    ○ Ja, einen Prolaps   ○ Ja, eine Protrusion (Vorwölbung)   ○ Nein

    _____

    10.1 Wie oft verspüren Sie diesen in der Woche?

    1x — 2x — 3x — 4x — 5x — 6x — täglich

    10.2 Wie stark äußern sich die Schmerzen im Durchschnitt?

    1-leicht — 2 — 3 — 4 — 5-mittel — 6 — 7 — 8 — 9 — 10-nicht auszuhalten

11. Haben oder hatten Sie schon einmal eine Ischialgie?
    ◯ Ja   ◯ Nein

    11.1 Wenn ja, wie oft hatten Sie diese schon?

    1x — 2x — 3x — 4x — x

    11.2 Wenn ja, wie lange hielten diese Schmerzen an?

    1 Tag — 2 Tage — 3 Tage — 4 Tage — 5 Tage — 6 Tage — ... Tage

    11.3 Wie stark äußerten sich die Schmerzen im Durchschnitt dabei?

    1- leicht — 2 — 3 — 4 — 5- mittel — 6 — 7 — 8 — 9 — 10- nicht auszuhalten

12. Haben Sie eine Skoliose oder unterschiedlich lange Beine?
    ◯ Ja, Skoliose   ◯ Ja, unterschiedlich lange Beine   ◯ Nein

13. Haben Sie eine unphysiologische Kyphose oder Lordose?
    ◯ Ja, unphysiologische Kyphose   ◯ Ja, unphysiologische Lordose   ◯ Nein

14. Haben Sie weitere Beschwerden oder Erkrankungen im Rückenbereich (z.B. BWS-Syndrom, Schulterbeschwerden, etc.)?

    _____

Ich danke Ihnen für ihre Mithilfe und wünsche einen guten Start ins Training!

Mit sportlichen Grüßen

Bettina Koch
(Studentin der Fitnessökonomie)

Anhang 10: Formblatt Fragebogen III (Auswertung) aktuelle Schmerzen im Rückenbereich

Fragebogen Nummer I II: Auswertung

Bettina Koch: Im Rahmen meiner Bachelor Arbeit zu dem Thema: „ Effekte eines neunwöchigen EMS-Trainings mit einem speziellem Rückentraining auf die Rückengesundheit von Beschäftigten mit sitzender Tätigkeit" bitte ich Sie darum diesen Fragebogen wahrheitsgetreu auszufüllen.

Probanden-Nr.:_____

1. Fühlten Sie sich in den letzten 9 Wochen auf der Arbeit gestresst?
   ○ Ja   ○ Nein

2. Entstanden in den letzten 9 Wochen Rückenverspannungen aufgrund ihrer Arbeit?
   ○ Ja   ○ Nein

3. Haben Sie in den letzten 9 Wochen Nackenbeschwerden (HWS-Syndrom) verspürt?
   ○ Ja   ○ Nein

   3.1 Wenn ja, wie oft verspürten Sie diese in der Woche?

   | 1x | 2x | 3x | 4x | 5x | 6x | täglich |

   3.2 Wie stark äußerten sich ihre Schmerzen im Durchschnitt?

   | 1- leicht | 2 | 3 | 4 | 5- mittel | 6 | 7 | 8 | 9 | 10- nicht auszuhalten |

4. Hatten Sie in den letzten 9 Wochen Beschwerden im Lendenwirbelsäulenbereich (LWS-Syndrom)?
   ○ Ja   ○ Nein

   4.1 Wenn ja, wie oft verspürten Sie diese in der Woche?

   | 1x | 2x | 3x | 4x | 5x | 6x | täglich |

   4.2 Wie stark äußerten sich ihre Schmerzen im Durchschnitt?

   | 1- leicht | 2 | 3 | 4 | 5- mittel | 6 | 7 | 8 | 9 | 10- nicht auszuhalten |

5. Hatten Sie in den letzten 9 Wochen einen Lumbago (Hexenschuss)?
   ○ Ja   ○ Nein

   5.1 Wenn ja, wie lange dauerten die Schmerzen an?

1 Tag		3 Tage		5 Tage		... Tage
	2 Tage		4 Tage		6 Tage	

   5.2 Wie stark äußerten sich die Schmerzen im Durchschnitt?

1- leicht		3		5- mittel		7		9	
	2		4		6		8		10- nicht auszuhalten

6. Hatten Sie in den letzten 9 Wochen Beschwerden aufgrund eines Bandscheibenvorfalles?
   ○ Ja   ○ Nein

   6.1 Wenn ja, wie oft hatten Sie diese Beschwerden in der Woche?

1x		3x		5x		täglich
	2x		4x		6x	

   6.2 Wie stark äußerten sich die Schmerzen im Durchschnitt?

1- leicht		3		5- mittel		7		9	
	2		4		6		8		10- nicht auszuhalten

7. Ist bei Ihnen in den letzten 9 Wochen eine Ischialgie aufgetreten?
   ○ Ja   ○ Nein

   7.1 Wenn ja, wie lange dauerten diese Beschwerden an?

1 Tag		3 Tage		5 Tage		... Tage
	2 Tage		4 Tage		6 Tage	

   7.2 Wie stark äußerten sich die Schmerzen im Durchschnitt?

1- leicht		3		5- mittel		7		9	
	2		4		6		8		10- nicht auszuhalten

8. Haben Sie in den letzten 9 Wochen sonstigen Beschwerden oder Erkrankungen im Rückenbereich (z.B. BWS-Syndrom, Schulterbeschwerden, etc.) feststellen können?

_____

_____

Ich danke Ihnen für ihre Mithilfe und wünsche Ihnen ein gesundes und vitales Leben!

Mit sportlichen Grüßen

Bettina Koch
(Studentin der Fitnessökonomie)

Printed in Poland
by Amazon Fulfillment
Poland Sp. z o.o., Wrocław